十二指腸内視鏡
A TLAS

観察法／拡大内視鏡／鑑別診断

編集　藤城 光弘　山本 頼正
　　　遠藤 昌樹　角嶋 直美
　　　牛久 哲男

日本メディカルセンター

■ 編　集

藤城　光弘	東京大学医学部附属病院光学医療診療部　部長／消化器内科　准教授
山本　頼正	昭和大学藤が丘病院消化器内科　准教授
遠藤　昌樹	開運橋消化器内科クリニック　院長／岩手医科大学　非常勤講師
角嶋　直美	静岡県立静岡がんセンター内視鏡科　医長
牛久　哲男	東京大学大学院医学系研究科人体病理学・病理診断学分野　准教授

■ 執筆者一覧（執筆順）

齋藤　格	東京大学医学部附属病院光学医療診療部／消化器内科
藤城　光弘	東京大学医学部附属病院光学医療診療部　部長／消化器内科　准教授
小池　和彦	東京大学医学部附属病院消化器内科　教授
佐々木　隆	がん研有明病院肝胆膵内科　副医長
山本　頼正	昭和大学藤が丘病院消化器内科　准教授
遠藤　昌樹	開運橋消化器内科クリニック　院長／岩手医科大学　非常勤講師
角嶋　直美	静岡県立静岡がんセンター内視鏡科　医長
牛久　哲男	東京大学大学院医学系研究科人体病理学・病理診断学分野　准教授
永塚　真	岩手医科大学病理学講座分子診断病理学分野
川崎　啓祐	岩手医科大学内科学講座消化器内科消化管分野　助教
鳥谷　洋右	岩手医科大学内科学講座消化器内科消化管分野　助教
赤坂理三郎	岩手医科大学内科学講座消化器内科消化管分野　助教
菅井　有	岩手医科大学病理学講座分子診断病理学分野　教授
上杉　憲幸	岩手医科大学病理学講座分子診断病理学分野　講師
松本　主之	岩手医科大学内科学講座消化器内科消化管分野　教授
村井　克行	静岡県立静岡がんセンター内視鏡科
細谷　和也	静岡県立静岡がんセンター内視鏡科
間　浩正	静岡県立静岡がんセンター内視鏡科
柴田　昌幸	静岡県立静岡がんセンター内視鏡科
籔内　洋平	静岡県立静岡がんセンター内視鏡科
吉田俊太郎	東京大学医学部附属病院光学医療診療部／消化器内科　助教
小野寺　誠	岩手医科大学救急・災害・総合医学講座救急医学分野　講師
藤野　靖久	岩手医科大学救急・災害・総合医学講座救急医学分野　講師
井上　義博	岩手医科大学救急・災害・総合医学講座救急医学分野　教授／高度救命救急センター長
江﨑　幹宏	九州大学病態機能内科学　講師
岸　昌廣	福岡大学筑紫病院消化器内科
平井　郁仁	福岡大学筑紫病院炎症性腸疾患センター　診療教授
八尾　建史	福岡大学筑紫病院内視鏡部　教授
吉井　新二	NTT 東日本札幌病院消化器内科　部長
松本　美櫻	NTT 東日本札幌病院消化器内科
高桑　康成	NTT 東日本札幌病院臨床検査科　部長
平田　哲生	琉球大学医学部附属病院診療情報管理センター　特命教授
豊見山良作	那覇市立病院消化器内科　科部長
外間　昭	琉球大学医学部附属病院光学医療診療部　部長／診療教授

金城　福則	浦添総合病院消化器病センター　顧問
山口　和久	がん研有明病院消化器内科
河内　洋	がん研有明病院病理部　医長
片岡　陽佑	東京大学医学部附属病院消化器内科
小田島慎也	東京大学医学部附属病院消化器内科　助教
辻　陽介	東京大学医学部附属病院消化器内科　助教
岩井　朋洋	豊川市民病院消化器内科　副医長
中野　薫	がん研有明病院消化器内科
山本　安則	がん研有明病院消化器内科
水谷　浩哉	東京大学医学部附属病院消化器内科
城間　翔	がん研有明病院消化器内科
大木　大輔	東京大学医学部附属病院消化器内科
坂口　賀基	東京大学医学部附属病院消化器内科
小坂　崇	岩手医科大学内科学講座消化器内科消化管分野　助教／岩手県立中央病院内視鏡科
竹内　千尋	東京大学医学部附属病院消化器内科
小野　敏嗣	東京大学医学部附属病院消化器内科　助教
新美　惠子	東京大学医学部附属病院消化器内科／検診部　特任助教
皆月ちひろ	東京大学医学部附属病院消化器内科
高橋　遼	がん研有明病院消化器内科
永岡　智之	がん研有明病院消化器内科
高松　学	がん研有明病院病理部　特任研究員
吉水　祥一	がん研有明病院消化器内科
吉田　将雄	静岡県立静岡がんセンター内視鏡科　副医長
斉藤　裕輔	市立旭川病院　副院長／消化器病センター
中島　俊介	市立旭川病院消化器内科
佐々木貴弘	市立旭川病院消化器内科
本間　理	がん研有明病院消化器外科
平山　佳愛	がん研有明病院消化器内科
梁井　俊一	岩手医科大学内科学講座消化器内科消化管分野　助教
伊藤　紗代	静岡県立静岡がんセンター内視鏡科　医長
五十嵐公洋	仙台厚生病院消化器内科
山﨑　明	がん研有明病院消化器内科
津山　直子	がん研有明病院病理部
岸田　圭弘	静岡県立静岡がんセンター内視鏡科
八木　秀祐	がん研有明病院消化器内科
松井　徹	静岡県立静岡がんセンター内視鏡科
並河　健	がん研有明病院消化器内科
滝沢　耕平	静岡県立静岡がんセンター内視鏡科　医長
田中　雅樹	静岡県立静岡がんセンター内視鏡科　医長
川田　登	静岡県立静岡がんセンター内視鏡科　医長

表紙写真提供

1：齋藤　格, 藤城光弘 他(14 頁)
2：高橋　遼, 山本頼正 他(146 頁)
3：赤坂理三郎, 遠藤昌樹 他(214 頁)
4：遠藤昌樹
5：佐々木隆(172 頁)
6：五十嵐公洋, 角嶋直美(192 頁)
7：牛久哲男(59 頁)

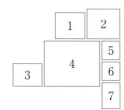

序　文

　十二指腸はその名称が示す通り，長さが 12 本の指の幅の腸であり，古代ギリシャの医学者 Hippocrates（紀元前 460〜375 年）の弟子の一人で，解剖学の父とされる Herophilos（紀元前 335〜280 年）により名付けられた．ギリシャ語で "12 本の指の長さ" を表す言葉が "*dodekadaktylon*" であり，そのラテン語訳が "*duodenum*" である（引用：Herophilus：The Art of Medicine in Early Alexandria. Cambridge University Press, 1989）．

　本邦では，1774 年に前野良沢，杉田玄白による『ターヘル・アナトミア』を翻訳した『解体新書』で十二指腸と翻訳されたが，実際には 12 本の指よりは少し長い 25〜30 cm 程の腸管である．

　いささか大袈裟な書き出しであるが，私自身，12 本の指の幅が語源ということは知っていたが，この序文を書くにあたり，初めて正しい語源を知ったのが正直なところである．

　十二指腸は，他の消化管と比較して疾患の頻度が低いが，最近の上部消化管に対する内視鏡検診の普及に伴い，無症状で発見される十二指腸腫瘍性病変が増えており，それに伴い学会や雑誌で取り上げられることも多くなっている．しかしながら，十二指腸腫瘍は，他の消化管のように，その取り扱いは決められていないため，内視鏡所見，病理所見とも用語も含めて統一されていないのが現状である．

　今回，十二指腸を対象としたアトラスを出版することになったきっかけは，2016 年の夏に行われた某研究会において，私が十二指腸腫瘍に関するセッションを担当した時の懇親会で，共同編集者である藤城光弘先生に「十二指腸腫瘍にはいまだに取扱い規約がないので，そのような本があるといいですね」というような話をしたところ，ちょうど本書の出版元である日本メディカルセンターから，藤城先生に十二指腸関連の書籍を作成してはどうかという話があったとのことで，その場にいらした角嶋直美先生も含めて盛り上がり，また今川内科医院の今川 敦先生から，遠藤昌樹先生も執筆者としてお願いすべきという的確な助言をいただき，この 4 施設で症例を持ち寄って十二指腸の内視鏡診断アトラスを作成することになった．

　これまで十二指腸に特化した書籍は出版されておらず，雑誌の特集としては十二指腸が取り上げられることはあるが，おもに腫瘍に関することが多いため，本書では，良性の十二指腸疾患も含めた十二指腸全般を網羅した全 70 症例の内容となった．

　良性疾患を含めるにあたり，感染症の症例については，那覇市立病院の仲地紀哉先生に多大な御協力をいただいた．貴重な症例にも関わらず快く承諾していただき，この場を借りて感謝を申し上げたい．

　また内視鏡の診断アトラスには，しっかりとした病理診断が不可欠であり，本書では各施設の病理担当医のコメントに加えて，牛久哲男先生に病理全般の監修をお願いし，病理所見も十分に読み応えのある内容となった．

　また，各症例だけでは診断に至る基礎的な知識や考え方を理解することが困難であるため，総論として正常像，内視鏡診断，鑑別診断，病理診断，内視鏡検査法の内容も追加した．

企画から出版まで1年という短期間であったが，多数の若手医師にも協力をいただき，この一冊でほぼすべての十二指腸病変の内視鏡診断について，若手からベテランの内視鏡医まで十分に学べる内容で完成しており，ぜひ全国の各施設の内視鏡室に蔵書として置いていただければ幸いである．

　今後，十二指腸病変に対する取扱い規約やガイドラインの作成が必要と思われるが，もし本書がそのきっかけになるようであれば，執筆者の一人として望外の喜びである．

2017年10月

編者を代表して
昭和大学藤が丘病院 内視鏡センター
山本　頼正

CONTENTS

第1章　総　論

1　十二指腸の正常構造，正常内視鏡像

A　十二指腸 ……………………………………… 齋藤　格，藤城光弘，小池和彦　12
Ⅰ．正常十二指腸内視鏡像／ 12
Ⅱ．正常十二指腸粘膜の内視鏡所見／ 15

B　乳頭部 ………………………………………………………… 佐々木隆　17
Ⅰ．十二指腸乳頭部の正常構造／ 17
Ⅱ．十二指腸乳頭部の正常内視鏡像／ 18

2　十二指腸の内視鏡検査法 …………………………………………… 山本頼正　22
Ⅰ．スクリーニング検査における十二指腸観察法／ 22
Ⅱ．その他の十二指腸観察／ 24
Ⅲ．十二指腸上皮性腫瘍の臨床的特徴／ 29
Ⅳ．十二指腸上皮性腫瘍に対する内視鏡検査での鑑別診断／ 29

3　十二指腸上皮性腫瘍（非乳頭部）の内視鏡診断 ………………… 遠藤昌樹　36
Ⅰ．内視鏡的特徴／ 36
Ⅱ．粘液形質と内視鏡所見の相関／ 39

4　十二指腸疾患の内視鏡による鑑別診断 ………………………… 角嶋直美　44
Ⅰ．形態別の診断アプローチ／ 48
Ⅱ．十二指腸悪性リンパ腫―概説／ 54
Ⅲ．十二指腸 gastrointestinal stromal tumor（GIST）―概説／ 54
Ⅳ．十二指腸 neuroendocrine tumor（NET/carcinoid）―概説／ 54

5　十二指腸疾患の病理による鑑別診断 …………………………… 牛久哲男　58
Ⅰ．正常粘膜構造／ 58
Ⅱ．上皮性腫瘍／ 59
Ⅲ．非上皮性腫瘍／ 62
Ⅳ．腫瘍類似病変／ 64
Ⅴ．炎症性疾患の鑑別診断／ 64

第2章 疾患別症例アトラス

◆非腫瘍性病変

1	十二指腸異所性胃粘膜	遠藤昌樹, 永塚 真, 川崎啓祐	70
2	十二指腸胃化生	鳥谷洋右, 永塚 真, 遠藤昌樹	72
3	十二指腸リンパ管拡張	赤坂理三郎, 遠藤昌樹, 菅井 有	74
4	十二指腸リンパ濾胞過形成	赤坂理三郎, 遠藤昌樹, 上杉憲幸	76
5	Brunner 腺過形成	遠藤昌樹	78
6	粘液分泌型ポリープ(Mucus secreting polyp)	鳥谷洋右, 遠藤昌樹, 松本主之	80
7	十二指腸異所性膵	川崎啓祐, 遠藤昌樹, 松本主之	82
8	GVHD	村井克行, 角嶋直美	84
9	十二指腸炎症性隆起	細谷和也, 角嶋直美	86
10	十二指腸潰瘍	間 浩正, 角嶋直美	88
11	十二指腸囊胞	柴田昌幸, 角嶋直美	90
12	十二指腸憩室	角嶋直美	92
13	十二指腸血管拡張症	籔内洋平, 角嶋直美	94
14	十二指腸アミロイドーシス	齋藤 格, 牛久哲男, 藤城光弘	96
15	十二指腸静脈瘤(門脈圧亢進症による)	吉田俊太郎, 藤城光弘	98
16	十二指腸静脈瘤(門脈圧亢進症による)	小野寺誠, 藤野靖久, 井上義博	100
17	IgA 血管炎の十二指腸病変	江﨑幹宏	102
18	Celiac 病の十二指腸病変	岸 昌廣, 平井郁仁, 八尾建史	104
19	ランブル鞭毛虫症(ジアルジア症)の十二指腸病変	吉井新二, 松本美櫻, 高桑康成	106
20	糞線虫症の十二指腸病変	平田哲生	108
21	Whipple 病の十二指腸病変	豊見山良作, 外間 昭, 金城福則	110

◆腫瘍性病変(腺腫)

22	十二指腸腺腫(胃型)	鳥谷洋右, 遠藤昌樹, 菅井 有	112
23	十二指腸腺腫(腸型・胃型)	山口和久, 山本頼正, 河内 洋	114
24	十二指腸腺腫(Tubulovillous adenoma, 腸型)	齋藤 格, 牛久哲男, 藤城光弘	116
25	十二指腸腺腫(腸型)	片岡陽佑, 小田島慎也, 牛久哲男	118
26	十二指腸腺腫(腸型)	片岡陽佑, 辻 陽介, 牛久哲男	120
27	十二指腸腺腫(胃腸混合型)	遠藤昌樹, 菅井 有, 松本主之	122
28	十二指腸腺腫(高異型度腺腫, 腸型)	岩井朋洋, 角嶋直美	124
29	十二指腸腺腫(高異型度腺腫, 腸型)	中野 薫, 山本頼正, 河内 洋	126

30 十二指腸腺腫（高異型度腺腫，腸型）‥‥‥‥‥ 山本安則，山本頼正，河内 洋 128

31 十二指腸腺腫（腸型）‥‥‥‥‥‥‥‥‥‥‥ 水谷浩哉，小田島慎也，牛久哲男 130

◆腫瘍性病変（粘膜内癌）

32 十二指腸癌（Peutz-Jeghers polyp 由来粘膜内癌）

‥‥‥‥‥‥‥‥‥‥‥‥‥‥‥ 齋藤 格，辻 陽介，牛久哲男 132

33 十二指腸癌（腺腫内癌）‥‥‥‥‥‥‥‥‥‥ 城間 翔，山本頼正，河内 洋 134

34 十二指腸癌（腸型粘膜内癌）‥‥‥‥‥‥‥‥ 大木大輔，坂口賀基，牛久哲男 136

35 十二指腸癌（胃型粘膜内癌）‥‥‥‥‥‥‥‥ 小坂 崇，遠藤昌樹，菅井 有 138

36 十二指腸癌（胃型粘膜内癌）‥‥‥‥‥‥‥‥ 竹内千尋，小野敏嗣，牛久哲男 140

37 十二指腸癌（腸型粘膜内癌）‥‥‥‥‥‥‥ 新美惠子，小田島慎也，牛久哲男 142

38 十二指腸癌（胃型粘膜内癌）‥‥‥‥‥‥‥ 皆月ちひろ，牛久哲男，藤城光弘 144

39 十二指腸癌（腸型粘膜内癌）‥‥‥‥‥‥‥‥ 高橋 遼，山本頼正，河内 洋 146

40 Carcinoma in inverted cystic tubulovillous adenoma involving
Brunner's gland of duodenum（胃型優位，胃腸混合型）

‥‥‥‥‥‥‥‥‥‥‥‥‥‥‥ 鳥谷洋右，遠藤昌樹，菅井 有 148

◆腫瘍性病変（SM 癌）

41 十二指腸癌（胃型 SM 癌）‥‥‥‥‥‥‥ 皆月ちひろ，牛久哲男，藤城光弘 150

42 十二指腸癌（胃型 SM 癌）‥‥‥‥‥‥‥ 赤坂理三郎，遠藤昌樹，松本主之 152

43 十二指腸癌（胃型 SM 癌）‥‥‥‥‥‥‥‥ 永岡智之，山本頼正，高松 学 154

44 十二指腸癌（胃型 SM 癌）‥‥‥‥‥‥‥‥ 吉水祥一，山本頼正，高松 学 156

45 十二指腸癌（腸型 SM 癌）‥‥‥‥‥‥‥‥‥‥‥‥‥‥‥ 角嶋直美 158

46 十二指腸癌（胃型 SM 癌）‥‥‥‥‥‥‥‥ 中野 薫，山本頼正，河内 洋 160

47 十二指腸癌（腸型 SM 癌）‥‥‥‥‥‥‥‥‥‥‥ 吉田将雄，角嶋直美 162

48 十二指腸癌（胃型 SM 癌）‥‥‥‥‥‥‥‥ 鳥谷洋右，永塚 真，遠藤昌樹 164

◆腫瘍性病変：乳頭部腫瘍

49 乳頭部腺腫 ‥‥‥‥‥‥‥‥‥‥‥‥‥‥‥‥‥‥‥‥‥‥ 佐々木隆 166

50 乳頭部癌 ‥‥‥‥‥‥‥‥‥‥‥‥‥‥‥‥‥‥‥‥‥‥‥‥ 佐々木隆 170

51 Gangliocytic paraganglioma ‥‥‥‥‥‥ 斉藤裕輔，中島俊介，佐々木貴弘 174

◆腫瘍性病変（進行癌）

52 十二指腸癌（進行癌）‥‥‥‥‥‥‥‥‥‥‥ 本間 理，山本頼正，河内 洋 178

53 十二指腸癌（進行癌）‥‥‥‥‥‥‥‥‥‥‥ 小坂 崇，遠藤昌樹，菅井 有 180

54 十二指腸癌（進行癌）‥‥‥‥‥‥‥‥‥‥‥ 平山佳愛，山本頼正，河内 洋 182

◆リンパ腫

55 濾胞性リンパ腫 ‥‥‥‥‥‥‥‥‥‥‥‥‥ 鳥谷洋右，遠藤昌樹，松本主之 184

56 マントル細胞リンパ腫 ························ 梁井俊一，遠藤昌樹，松本主之 186

57 MALT リンパ腫 ································· 伊藤紗代，角嶋直美 188

58 Burkitt リンパ腫 ····························· 五十嵐公洋，角嶋直美 190

59 びまん性大細胞型 B 細胞リンパ腫（DLBCL）·········· 五十嵐公洋，角嶋直美 192

60 形質細胞腫 ···························· 山﨑　明，山本頼正，津山直子 194

◆GIST（gastrointestinal stromal tumor）

61 GIST ···································· 岸田圭弘，角嶋直美 196

62 GIST ···································· 八木秀祐，山本頼正，河内　洋 198

◆神経内分泌腫瘍（neuroendocrine tumor；NET）

63 Neuroendocrine tumor；NET G1 ·········· 小坂　崇，遠藤昌樹，松本主之 200

64 Neuroendocrine tumor；NET G1 ················· 松井　徹，角嶋直美 202

65 Neuroendocrine tumor；NET G2 ·········· 並河　健，山本頼正，河内　洋 204

◆転移性腫瘍

66 転移性腫瘍（膵癌直接浸潤）····························· 滝沢耕平 206

67 転移性腫瘍（後腹膜脂肪肉腫直接浸潤）······················ 田中雅樹 208

68 他臓器がんの転移（悪性黒色腫）························· 川田　登 210

◆その他の腫瘍

69 脂肪腫 ······························· 小坂　崇，遠藤昌樹，松本主之 212

70 Peutz-Jeghers 型ポリープ（過誤腫）········ 赤坂理三郎，遠藤昌樹，菅井　有 214

---

column

十二指腸上皮内腫瘍における絨毛の白色変化 ······························ 遠藤昌樹　21

十二指腸に病変発見……生検する？　しない？ ························ 山本頼正　35

十二指腸腺腫はすぐに治療すべき？ ·································· 山本頼正　43

十二指腸上皮内腫瘍に対する内視鏡治療 ······························ 遠藤昌樹　57

十二指腸の〈取扱い規約〉がないことの問題点 ······················· 山本頼正　67

索　引 ············ 216

第1章

総　論

第1章　総論

1　十二指腸の正常構造，正常内視鏡像

A　十二指腸

　　十二指腸（**図1**）は胃幽門輪直下から Treitz 靱帯（ligament of Treitz）までの約25 cm の小腸の口側部分の範囲であり，幽門に連続する球部 bulbus（first portion），膵頭部に沿って下行する下行部 descending part（second portion），左側に曲がって横走する水平部 horizontal part（third portion），胃の表面の後腹膜腔を上行する上行部 ascending part（fourth portion）に区分される．下行部の中央内壁側には胆管と膵管が開口する Vater 乳頭（main papilla）があり，それより 1～2 cm ほど口側に副膵管が開口する副乳頭（accessory papilla）が存在する．上行部は，Treiz 靱帯が付着する十二指腸空腸曲（duodenojejunal flexure）で前方へ屈曲し空腸へ移行する．

　　十二指腸粘膜は，組織学的には表面は絨毛 villi によって覆われている．絨毛は1層の高円柱上皮から成る乳頭状の突出であり，絨毛と絨毛の間の陥凹部は陰窩 crypt と呼ばれる．肉眼的に下行部より肛門側では多数の輪状のひだ（Kerckring ひだ）を認める．十二指腸の血行支配は，十二指腸上部では胃十二指腸動脈の分枝である上膵十二指腸動脈から血流を受け，十二指腸下部は上腸間膜動脈の分枝である下膵十二指腸動脈から血流を受ける．

Ⅰ．正常十二指腸内視鏡像

1　球　　部

　　幽門輪の肛門側から上十二指腸曲（superior duodenal flexure）までを指す．内視鏡的に十二指腸球部を観察する際は幽門輪と上十二指腸角（superior duodenal angle；SDA）が指標となる．球部に挿入時はまず上十二指腸角を含めた全体像の観察を行う．送気して管腔を開大させると，前後面，および上下面を確認することができる（**図2a**）．内視鏡的に一視野に収まりきらないこともあり，また幽門近傍は幽門ぎりぎりまで内視鏡を引いて観察しないと観察が不十分となることがあるため，その場合は各面を丁寧に観察することも重要である（**図2b～d**）．

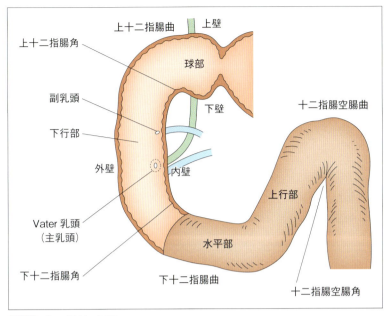

図1 十二指腸の区分
〔日本消化器内視鏡学会 編：消化器内視鏡用語集（第3版）．2011，p.9，医学書院，東京より改変引用〕

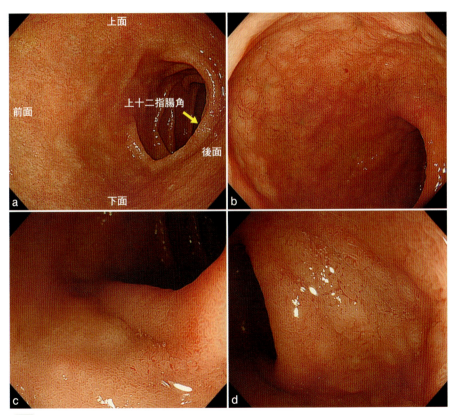

図2 十二指腸球部
a：上十二指腸角を目安に全体像の観察を行う．
b：前上面
c：下面
d：後面

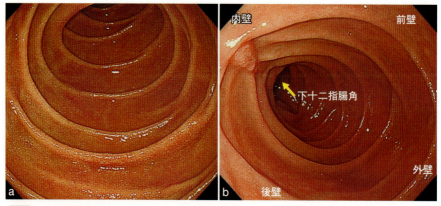

図3 十二指腸下行部
a：十二指腸下行部より肛門側ではほぼ等間隔に配列した Kerckring ひだを認める．
b：十二指腸下行部．内壁側に Vater 乳頭を認める．

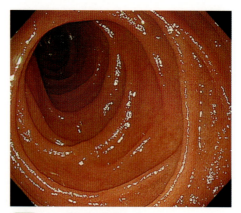

図4 十二指腸水平部

2 下 行 部

　上十二指腸曲から下十二指腸曲までを指す．下行部より肛門側では，輪状に走行する Kerckring ひだが規則的にほぼ等間隔に配列しているのが観察される（図3a）．Vater 乳頭は通常のスコープでは接線方向に位置するため観察困難な場合が多いが，送気して管腔を開大させると内壁側に白色調の Vater 乳頭が観察できるようになる場合がある（図3b）．下行部から肛門側を見下ろすと，下十二指腸角（inferior duodenal angle；IDA）が確認される．

3 水 平 部

　下十二指腸曲から左方向へ曲がって横走する範囲を指す．下行部から下十二指腸角までスコープ先端を挿入し，スコープ操作と送脱気により水平部を観察できる（図4）．

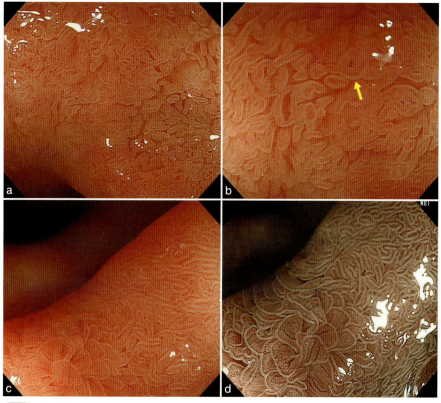

図5 十二指腸粘膜の内視鏡所見（白色光観察）
a：十二指腸球部粘膜の中拡大像．大きさ，配列がほぼ均一でやや丈の低い絨毛を認める．
b：白色帯状に描出される絨毛辺縁上皮（marginal villous epithelium；MVE）を認める．
c：十二指腸下行部粘膜の中拡大像．比較的丈の高い葉状や尾根状の絨毛構造を認める．
d：十二指腸下行部粘膜のNBI中拡大像．表面微細構造や絨毛内部の微小血管をより明瞭に認識することができる．

II．正常十二指腸粘膜の内視鏡所見

1 白色光通常観察

　表層は微細でほぼ形状均一，大きさが同等の絨毛構造が認識される（図5a）．絨毛の丈の高さは一般に球部で低く，下行部より肛門側では高い．白色光の拡大観察では，白色帯状に描出される絨毛辺縁上皮（marginal villous epithelium；MVE）（矢印）を観察できる（図5b）．十二指腸粘膜では陰窩開口部は絨毛よりも深部に存在するため，通常は観察することはできない．十二指腸絨毛構造は白色光でもMVEや微小血管を観察できるが，NBIではより明瞭にMVEで縁取られた絨毛構造や微小血管を認識することができる（図5c，d）．

2 NBI拡大内視鏡

1) 表面微細構造

　MVEに縁取られた絨毛の構造は指状（finger-like）や尾根状（ridge-like），葉状

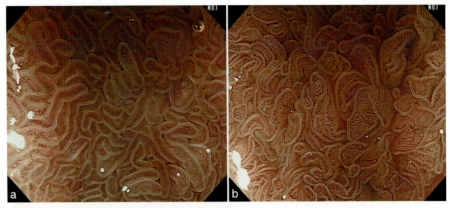

図6 十二指腸粘膜の内視鏡所見（NBI拡大像）
a：NBI拡大像．指状や尾根状の絨毛構造を認める．
b：絨毛内部に均一なループ状の毛細血管が蛇行して走行している．

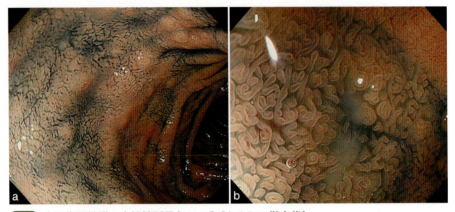

図7 十二指腸粘膜の内視鏡所見（インジゴカルミン散布像）
a：十二指腸球部のインジゴカルミン散布像．絨毛間の陥凹部に色素が溜まり，凹凸がより明瞭となる．
b：インジゴカルミン散布後の拡大像．絨毛間の陥凹部に溜まった色素によりコントラストがつき，絨毛がより明瞭に観察できる．

(leaf-like)な形態を呈する（図6a）．

2）微小血管構築像

絨毛辺縁上皮（MVE）に縁取られた絨毛内に，ループ状の毛細血管が鎖状に配列し，絨毛内で吻合を形成している（図6b）．

3 インジゴカルミン散布像

十二指腸粘膜は表層が絨毛で覆われており微細な凹凸があることから，インジゴカルミンを散布すると粘膜表面の陥凹部に溜まることでコントラストがつき，絨毛の凹凸がより明瞭となる（図7a，b）．また，インジゴカルミン散布像は病変の観察において境界の描出に有用な場合が多い．

〔齋藤　格，藤城光弘，小池和彦〕

B　乳頭部

Ⅰ. 十二指腸乳頭部の正常構造

　十二指腸乳頭部は，肝臓から産生された胆汁と膵臓から産生された膵液が十二指腸に排出される出口の役割をしている．胆汁は主乳頭から流出するのに対して，膵液はWirsung管につながる主乳頭とSantorini管につながる副乳頭の双方から流出する．一般的には主乳頭（Vater乳頭）が膵液の主たる流出路になっているが，膵管癒合不全を伴う場合にはおもに副乳頭から膵液が流出してくる．

　十二指腸乳頭部は，「胆道癌取扱い規約」によりOddi筋に囲まれた部分と定義される（図1）．その目安は，胆管が十二指腸壁（十二指腸固有筋層）に貫入してから十二指腸開口部までとし，乳頭部胆管（Ab），乳頭部膵管（Ap），共通管部（Ac），大十二指腸乳頭（Ad）を総称して乳頭部（A）と表記する．そのため十二指腸乳頭部は，胆管・膵管開口部，Oddi筋，十二指腸粘膜，粘膜筋板，粘膜下層，固有筋層により複雑に構成された領域といえる．

　病理学的には，乳頭および共通管の粘膜は周囲の十二指腸粘膜とは明らかに異なった乳頭状ないし拡張した腺管から成り，これに平滑筋などが混在している．また内腔には乳頭状の粘膜ひだが開口部に向かって伸びており，十二指腸液の逆流防止に一役買っていると考えられている．

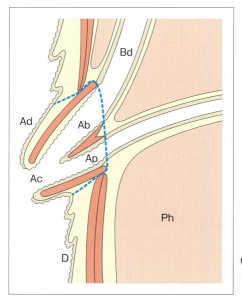

Ab：乳頭部胆管
Ap：乳頭部膵管
Ac：共通管部
Ad：大十二指腸乳頭
Bd：遠位胆管
Ph：膵頭部
D　：十二指腸

図1　十二指腸乳頭部の病理像
〔日本肝胆膵外科学会 編：臨床・病理 胆道癌取扱い規約（第6版）．2013，金原出版，東京より引用〕

Ⅱ．十二指腸乳頭部の正常内視鏡像

1 観察法

　十二指腸乳頭部の内視鏡診断をする場合，大きく二つの方法がある．一つは通常の上部消化管内視鏡（直視鏡）を用いて十二指腸乳頭部を観察する方法である．その場合には，高画質の通常内視鏡診断に加えて，スコープによっては拡大観察も可能となってくる．しかしながら十二指腸乳頭部が腸管壁の側面に位置しているため，乳頭の正面視が困難なことが多い．そのため乳頭の精密検査を直視鏡で行う場合には，先端透明フードをつけて観察する．もう一つの方法は，乳頭を正面視できる側視鏡を用いる方法である．ただし，現在の側視鏡は通常の上部消化管内視鏡（直視鏡）ほどの画質がなく拡大観察機能ももち合わせていない．そのため通常観察と色素内視鏡診断，画像強調観察を併用して診断することとなる．

2 構　造

　十二指腸乳頭部の観察では，乳頭開口部，口側隆起，はちまきひだ，輪状ひだといった構造を認識する必要がある（図2，3）．はちまきひだによって乳頭が隠れている場合には，内視鏡自体もしくは鉗子などを使ってひだをめくりあげて乳頭部全

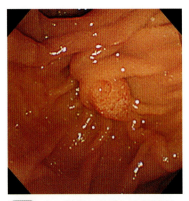

図2　十二指腸主乳頭の内視鏡像

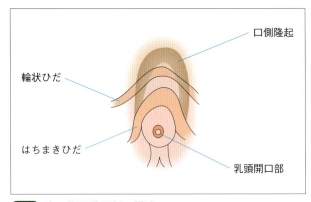

図3　十二指腸乳頭部の構造

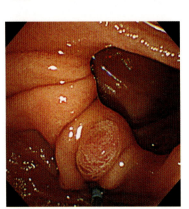

図4　憩室内開口している十二指腸乳頭

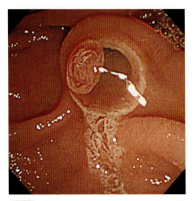

図5　粘液によって開大した十二指腸乳頭

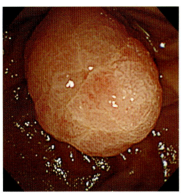 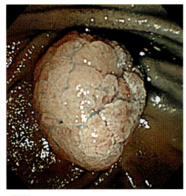 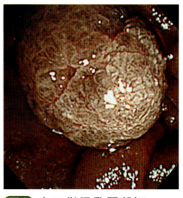

図6 十二指腸乳頭部（白色光）　　図7 十二指腸乳頭部（インジゴカルミンによる色素散布）　　図8 十二指腸乳頭部（Narrow Band Imaging）

体の観察を行うことが必要である．また主乳頭の近くに憩室が認められることもあり，憩室脇や憩室内に開口している場合もある（図4）．膵管内乳頭粘液性腫瘍（IPMN）を併存している場合，時に乳頭から大量の粘液が流出し乳頭が開大していることもある（図5）．一方で副乳頭は主乳頭と比較して小さく，開口部を認識することが難しいこともある．

3 正常内視鏡像の特徴

　十二指腸乳頭部の正常な内視鏡像の特徴としては，①境界が整，②発赤・腫大がない，③全体的に柔らかい，④潰瘍形成がない，⑤出血がない，などが挙げられる．なんらかの異常が認められた場合には，色素内視鏡や光デジタル法観察，拡大観察などを併用する（図6〜8）．しかしながら現状では十二指腸乳頭部腫瘍に対する内視鏡診断は完全には確立していないため，生検も併用する必要がある．その生検においても，正診率が62〜85％という報告もあり注意が必要である．生検では，とくに非露出型において，表面よりも開口部の深部から生検を行うことが重要である．

4 ERCPカニュレーションよりみた主乳頭開口部の肉眼型

　ERCPのカニュレーションの観点から十二指腸主乳頭開口部の肉眼型をとらえると，タマネギ型・結節型・絨毛型・平坦型・縦長型・別開口型に分類される．頻度としては，タマネギ型，結節型，絨毛型，平坦型の頻度が多い（図9〜12）．この主乳頭開口部の肉眼型から乳頭内胆管・膵管合流形式を予想し，選択的胆管挿管の道標にする考え方がある．タマネギ型では胆管と膵管が分離して開口している（分離型）ことが多いため，胆管口・膵管口をしっかり認識して挿管を試みる．結節型では胆管口に蓋をするように結節があり，胆管と膵管が薄い隔壁で接するように近接して開口している（隔壁型）ため，そのまま挿管すると膵管に高率に挿管される．そのため胆管挿管の際には，結節をよけるように挿管を試みる．絨毛型と平坦型では，隔壁型と，胆管と膵管が一部共通管を形成している共通管型がある．そのため造影カテーテルの先端を少し挿入して造影し，どちらのタイプかを見極めたうえで深部挿管を試みる．これらの知識はカニュレーションを成功させる一助となること

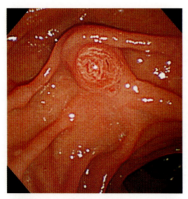
図9 十二指腸主乳頭（タマネギ型）

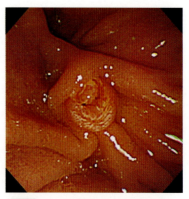
図10 十二指腸主乳頭（結節型）

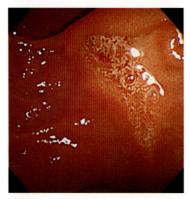
図11 十二指腸主乳頭（絨毛型）

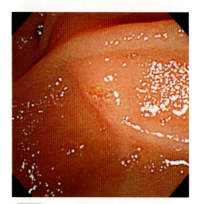
図12 十二指腸主乳頭（平坦型）

表 主乳頭開口部の肉眼型と乳頭内胆管・膵管合流形式

十二指腸主乳頭開口部の肉眼型	乳頭内胆管・膵管合流形式	カニュレーションのコツ
タマネギ型	分離型	・胆管口・膵管口の認識
結節型	隔壁型	・結節を避ける
絨毛型	隔壁型	・造影カテーテル先端を少し挿入して
平坦型	共通管型	造影し，どちらのタイプか見極める

は確かであり，ERCP 施行医は知っておくべき知識と考えられる（表）．

（佐々木隆）

column 十二指腸上皮内腫瘍における絨毛の白色変化

　十二指腸上皮内腫瘍においては絨毛の白色変化がきわめて高率に認められる(図1)．この所見が上皮内腫瘍を拾い上げるうえでもっとも重要であり，腺腫・早期癌に特徴的な所見である．田中ら[1]は"絨毛の白色化"は吸収上皮細胞内の脂肪粒の存在によるものであり，腫瘍化によるカイロミクロンの過剰な合成・分泌が要因であろうと推察している．脂肪粒はSudan染色，Oil-red染色，Adipophilin染色(図2)で確認可能であり，腫瘍化した上皮では高率に陽性となるが，非腫瘍部では陰性である．Yoshimura, Godaら[2]はこれら十二指腸腫瘍における上皮の白色化をAdipophilin染色を用い脂肪の沈着部位は絨毛の間質ではなく上皮細胞であると明確に示しmilk-white mucosaと呼称している．またNBI拡大観察においてより明瞭に視覚化される白色所見に対し八尾ら[3]は白色不透明物質(white opaque substance；WOS)と表し，全消化管でみられるとしている．この絨毛の腫瘍化による所見は濾胞性リンパ腫，リンパ管拡張などでみられる白色所見とは機序が異なる．とくにリンパ管腫などでみられる粟粒大白色所見は"散布性白点"，びまん性のものは"白色絨毛"と呼称する．

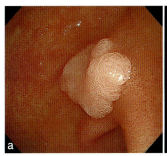
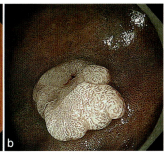

図1
a：球部上面に隆起性病変を認める．病変全体に"絨毛の白色化"を認める．
b：NBI非拡大像．病変がより明瞭な白色に視覚化される．

図2
十二指腸腺腫の上皮細胞内に褐色のAdipophilin陽性細胞を認める．非腫瘍部には認められない．

文　献
1) 田中三千雄，薄田勝男，大倉康男，他：十二指腸における隆起性病変の拡大観察とその診断的意義．胃と腸　2003；38：1709-1720
2) Yoshimura N, Goda K, Tajiri H, et al：Endoscopic fetures of nonampullary duodenal tumors with narrow-band imaging. Hepatogastroenterology　2010；57：462-467
3) 八尾建史，上尾哲也，遠城寺宗近，他：拡大内視鏡により視覚化される白色不透明物質．胃と腸　2016；51：711-726

（遠藤昌樹）

第1章　総論

❷　十二指腸の内視鏡検査法

　　十二指腸は食道，胃，大腸と比較して病変の頻度は少ないが，最近では内視鏡機器の発達とともに，スクリーニング検査においても直視鏡を用いて十二指腸下行部まで観察することが一般的となり，腺腫や癌などが早期に発見されることも多くなっている．

　　スクリーニング検査における十二指腸の観察は一定の方法が確立されているが，初学者にとってはやや難しい操作も含まれている．ここでは，具体的な内視鏡操作手順を示しながら，実際の症例を含めて，十二指腸検査法を解説する．

Ⅰ．スクリーニング検査における十二指腸観察法

　　上部消化管のスクリーニング検査法はおもに見下ろし法[1]と引き抜き法[2]に分類され，前者は先に胃の上部から下部まで順に観察を行った後に十二指腸を観察する方法で，後者は先に胃の下部を観察し，続いて十二指腸の観察を行った後に，胃の中〜上部の観察を行う方法である．

　　見下ろし法は十二指腸の観察によるスコープでの粘膜の擦過がない状態で胃の観察ができる点が利点であるが，最後の十二指腸観察時にやや送気が多くなり，また蠕動により十二指腸の観察がやや困難になる場合がある．

　　引き抜き法は先に十二指腸を観察するため，送気や蠕動が少なく，より詳細に観察できるが，胃の観察時にスコープによる粘膜の擦過を認めることが多い．

　　それぞれ一長一短であるが，近年，胃癌のリスクが低い *H. pylori* 未感染胃が増加していることから，今後は先に十二指腸をしっかりと観察することも必要と思われる．

1　球部の観察

　　球部への挿入時はスコープを押した勢いで上十二指腸角までスコープが進むため（**図 1a**），スコープが球部から抜けないようにゆっくりと幽門輪まで引きながら球部全体をくまなく観察する（**図 1b**）．この操作により幽門に近接した病変の見逃しを防ぐことができる（**図 2**）．また十分に送気して球部を伸展して観察することも重要であり，それにより上十二指腸角の屈曲部に近接した病変も認識しやすくなる（**図 3**）．

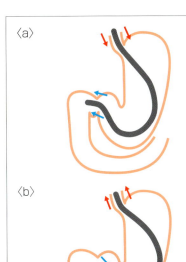
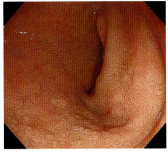
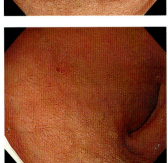

〈a〉幽門をpushで越えるとそのまま上十二指腸角にスコープが進むことが多い.

〈b〉スコープを幽門から抜けない程度に引き，アングル操作で球部全体を観察する．

図1 球部の観察

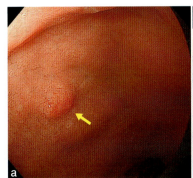
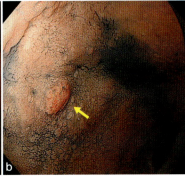
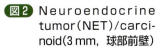

図2 Neuroendocrine tumor(NET)/carcinoid(3 mm, 球部前壁)
a：幽門輪近傍の前壁に3 mmの発赤した隆起を認める．
b：インジゴカルミン散布にて境界は明瞭となり，生検でNETであった．

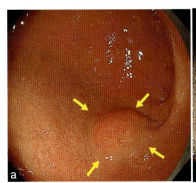
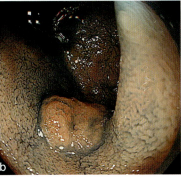

図3 高異型度腺腫(8 mm, 上十二指腸角近傍下壁)
a：上十二指腸角近傍の下壁に軽度発赤した扁平隆起を認める．
b：インジゴカルミン散布にて境界は明瞭となり，表面は絨毛構造が消失しており，上皮性腫瘍を疑う所見であった．

2 下行部の観察

球部を観察後，さらにスコープを上十二指腸角から下行部に進める．上十二指腸角をアップアングルで越え，さらに内視鏡操作部を把持した左手を自分の右肩に向けるようにスコープを右回旋させながらゆっくりとスコープを押すことで，胃内のスコープのたわみを残した状態で先端が下行部に入る．このとき，左手での右回旋のみで不十分であれば，右アングルの追加や，右手で把持したシャフト部を右に捻り右回旋を追加する．スコープ先端が下行部に入ったところで右回旋を少し戻すことで画面の左側に主乳頭部が観察できることが多いため，まずはこの位置で主乳頭を観察する（図4a）．

次にアップアングルとスコープの右回旋を維持し，ゆっくりとスコープを引くと胃内のたわみがとれてスコープ先端は下十二指腸角へ進む（図4b）．この胃内のたわみをとる操作は大腸内視鏡でS状結腸を短縮する操作（right turn shortening）に似ている．このときに一時的にスコープ先端が十二指腸壁に当たるが，視野を確保するために右回旋を戻すとスコープが抜けてしまうため，胃内のたわみがとれるまで右回旋を保持してスコープを引くことがポイントである．スコープの直線化を行うことで下行部の乳頭部肛門側から下十二指腸曲にかけての観察が容易となり，微小な病変も発見しやすくなる（図5）．

直線化したスコープの右回旋を保持したまま押すことで，全例ではないがある程度の範囲の水平部も観察できる（図4c）．スクリーニング検査でもここまでの観察は必要である．

その後は右回旋を保持してスコープを引きながら観察を行う．このとき，主乳頭は画面の12〜1時方向に観察されることが多い（図4d）．さらにスコープの右回旋を戻しながらゆっくり引くと上十二指腸曲が観察できる（図4e）．下行部でスコープを直線化していなければ，上十二指腸曲は屈曲した状態での観察が困難であるため，直線化を行うことは必須である．

直視鏡であっても上記のような観察を可能なかぎり行うことが，微小な病変の早期診断につながることを留意すべきである（図6）．

Ⅱ．その他の十二指腸観察

1 球部反転観察

幽門に近接した球部病変の場合，順方向の観察では病変全体像が確認できないため，スコープの反転観察を行うことがある（図7a，b）．球部反転は無理に行うとスコープでの穿孔をきたすことがあるため慎重に行う．必要に応じて細径スコープに替えて行うこともある．

球部反転時には上アングルと右アングルを併用することでスコープ先端の最大屈曲が得られる．

球部反転は胃のJターンと同様であるため，反転観察時には正面が上面である（図7c）．病変が下面にある場合は，胃のJターンからUターンと同様のスコープ

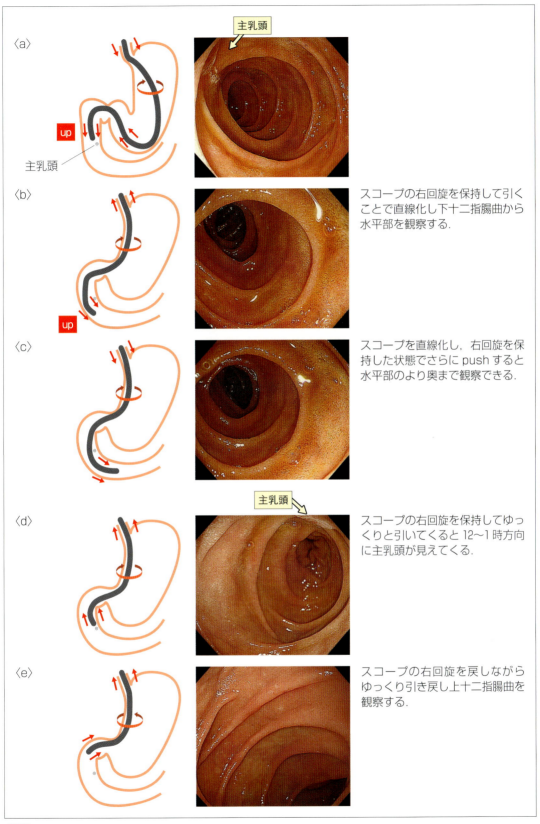

図4 下行部の観察

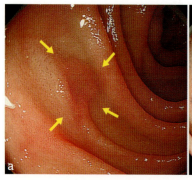
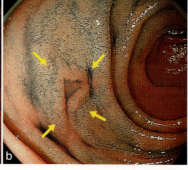

図5 Ⅱc 型早期癌(5 mm，下行部乳頭肛門側)
a：主乳頭肛門側から下十二指腸曲口側に淡い発赤を認める．
b：インジゴカルミン散布にて発赤部は明瞭に陥凹しており，組織は高分化型腺癌であった．

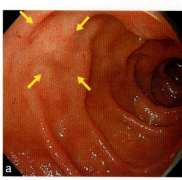
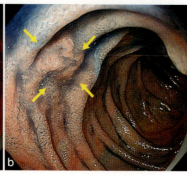

図6 Ⅱc 型高異型度腺腫(6 mm，下行部乳頭口側)
a：主乳頭口側の内側壁に軽度の粘膜不整を認める．
b：インジゴカルミン散布にて表面に浅い陥凹を伴う扁平な隆起を認め，組織は高異型度腺腫であった．

の回旋が必要である．これは胃の小弯と大弯の関係と同様であり，そのため球部反転での観察・処置において胃の大弯にあたる下面観察の操作はより難しくなる．

2 水平部から上行部の観察

　スクリーニング検査では水平部を臨む下十二指腸曲付近までのスコープ挿入が一般的であるが，症例により水平部から上行部へスコープを進める必要がある．その場合，まず下行部でスコープを右回旋で直線化し(図 4b)，右回旋を保持してゆっくりとスコープを押し，さらに下アングルを併用しながら右回旋から左回旋に押し込むことで通常径スコープでも上行部までの観察が可能なことがある(図 8)．
　しかしながら通常径スコープは胃内でたわむため水平部から上行部に届かないことも多く，必要に応じてスコープ径の太い 2 チャンネルスコープや下部内視鏡スコープへの変更が必要である(図 9)．

3 主乳頭近傍の観察

　スクリーニング検査で用いられる直視鏡では主乳頭近傍の観察・処置は困難なことが多い．とくに内側前壁は接線方向になりやすく(図 10a)，また正面視できても鉗子孔と対側になり処置は困難である．通常，下行部の観察はスコープを右回旋して直線化するが，この直線化した後に左回旋と下アングルを最大にかけることで，主乳頭を画面の 5 時方向にもってくることができる(図 10b)．この位置では内側前壁が鉗子孔の位置となるため，この部位の病変に対する観察・処置が容易になる(図 11a〜c)．

⟨a⟩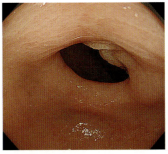
幽門近傍から順方向の観察で球部後面よりに隆起性病変を認める．

⟨b⟩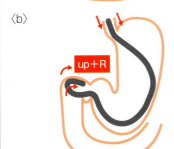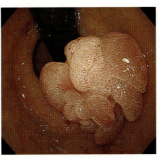
上＋右アングルをかけて球部反転観察すると，後面から上面にかけて2cmの隆起性病変を認め，組織は高分化型腺癌であった．

⟨c⟩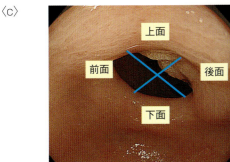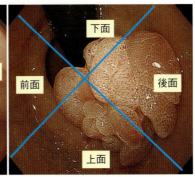

球部反転観察における面位置は，前後面はかわらず上下面が逆になる．
胃のJターンと同様である．

図7 球部反転観察

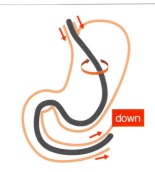 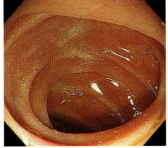
通常径スコープにて下行部で直線化し，右回旋を保持した状態でpushしながら下アングルで水平部を進み上行部に到達．

図8 水平部から上行部の観察

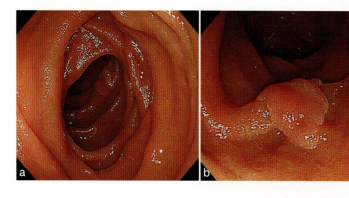

図9 Ⅱa型高度異型腺腫（10 mm，水平部）
a：水平部に扁平隆起性病変を認めるが，通常径スコープでは近接できなかった．
b：下部内視鏡スコープに変更し，図8と同様の操作を行うと病変に近接した．

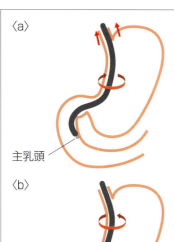
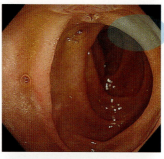

主乳頭近傍の内側前壁は接線方向になりやすく詳細な観察が困難なことも多い．

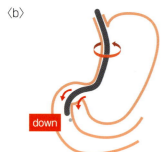
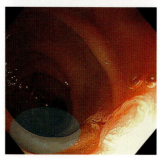

下行部で直線化した後，スコープを引きながら左回旋と最大の下アングルで主乳頭を5時方向にすると観察・処置が容易となる．

図10 主乳頭近傍の観察

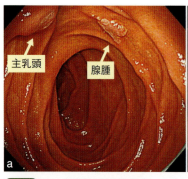
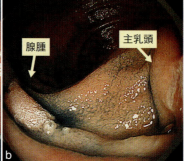
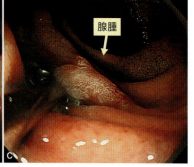

図11 Ⅱa型低異型度腺腫（8 mm）
a：主乳頭近傍の内側前壁に腺腫を認めるが，この位置では詳細な観察と処置は困難である．
b：図10bの操作で病変が鉗子孔の位置となった．
c：この位置であれば処置具の操作も容易である．

表 内視鏡切除を行った十二指腸上皮性腫瘍（n = 152）				
年齢（歳）中央値（範囲）	63（35～83）	部位（%）		
性別（%）		球部		29（19）
M	99（65）	下行部主乳頭口側		51（34）
F	53（35）	下行部主乳頭肛門側		67（44）
腫瘍径（mm）中央値（範囲）	11（3～92）	水平部		5（3）
肉眼型（%）		治療法（%）		
I	29（19）	EMR		61（40）
IIa	78（51）	ESD		91（60）
IIa＋IIc	16（11）	術後病理所見		
IIc	29（19）	低異型度腺腫		25（16）
		高異型度腺腫		60（40）
		癌		67（44）

（2006 年 9 月～2017 年 3 月，がん研有明病院）

Ⅲ．十二指腸上皮性腫瘍の臨床的特徴

　2006 年 9 月～2017 年 3 月にがん研有明病院にて内視鏡切除を行った十二指腸上皮性腫瘍 152 例の集計を表に示す．年齢の中央値は 63 歳で，性別は男性が 65％であった．腫瘍径中央値 11 mm，肉眼型は IIa が 51％でもっとも多く，部位は下行部が 78％であった．

　治療法は 60％に内視鏡的粘膜下層剝離術（ESD）が選択されており，術後病理診断は癌と高度異型腺腫で 84％であった．

　部位に関して球部を前後，上下の 4 分割で，下行部を主乳頭口側，肛門側に分け，それぞれ主乳頭を 12 時方向として 12～3 時，3～6 時，6～9 時，9～12 時の 4 分割で，水平部も主乳頭からの延長線を 12 時方向として，下行部と同様に 4 分割し，それぞれの病変数をカウントした（図 12）．主乳頭肛門側の 6～9 時（外側後壁）が 36 例（24％）ともっとも多く，次いで主乳頭口側の 6～9 時（外側後壁）が 27 例（18％），主乳頭肛門側の 3～6 時（外側前壁）が 25 例（16％）の順であり，この 3 部位で全体の 58％を占めていた．

　これらの部位は体位により胆汁や膵液が貯留しやすいこと，検査時に比較的観察が容易であることなどが関係すると思われるが，スクリーニング検査時に注意することが必要である．

Ⅳ．十二指腸上皮性腫瘍に対する内視鏡検査での鑑別診断

　スクリーニング検査で十二指腸に病変を発見した場合，次にその病変が治療適応かどうかの質的診断を行う．一般に白色光，色素散布による通常内視鏡診断と，最近では Narrow Band Imaging（NBI）などを併用した拡大内視鏡診断が行われる．生検による組織診断も重要ではあるが，十二指腸病変に対する生検診断は正診率が高くなく，また生検による瘢痕形成で内視鏡治療が困難になるため，可能なかぎり生検は避けることが重要である．ここでは十二指腸上皮性腫瘍に対する通常内視鏡

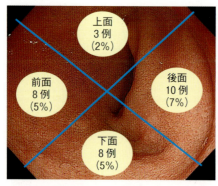
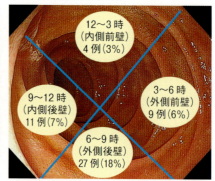
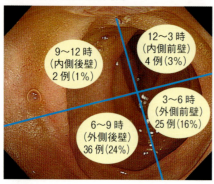
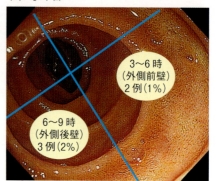

図12 部位別の上皮性腫瘍病変数

診断，NBI併用拡大内視鏡診断，超音波内視鏡診断について説明する．

1 通常内視鏡診断

　十二指腸病変を認めた場合，病変の境界が明瞭に認識できるか，病変の表面構造が周囲の絨毛構造と異なっているかなどで，上皮性腫瘍か否かを鑑別する．上皮性腫瘍と診断した場合は，低異型度腺腫か高異型度腺腫以上（粘膜内癌を含む）の病変かを診断する．

　白色光観察で病変粘膜が均一な白色調を呈することがあり，milk-white mucosaと呼ばれている[3]．この所見は粘膜上皮への脂肪沈着による白色化である．この所見を病変全体に認める場合は低異型度腺腫が多く，病変の一部のみに認める場合は高異型度腺腫の混在を疑う（図13a，14a）．

　また Kakushima らは腺腫と癌の内視鏡所見を多変量解析で検討し，病変の発赤は癌を疑う独立因子であることを報告している[4]（図15a）．

　Goda らによる多施設集計では，高異型度腺腫以上の病変は低異型度腺腫と比較して，発赤調で病変径が大きかった（平均腫瘍径：低異型度腺腫 11.5 mm，高異型度腺腫以上 17.5 mm，$p<0.0001$）[5]．

　以上より通常内視鏡所見で均一な白色調の病変で腫瘍径が 10 mm 前後の場合は低異型度腺腫を，発赤調で 15〜20 mm 程度の病変は高異型度腺腫以上を疑う．

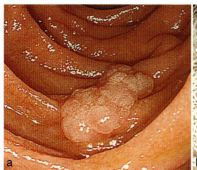
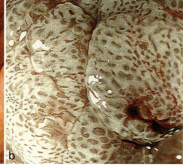

図13 Ⅱa型低異型度腺腫 (14 mm, 下行部)
a：病変の表面が全体的にやや白色調の所見を呈し，やや色調が薄いが milk-white mucosa を疑う所見である．
b：ME-NBI 所見では全体に均一な WOS を認め，低異型度腺腫の所見である．

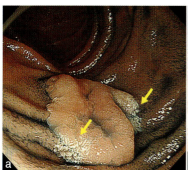
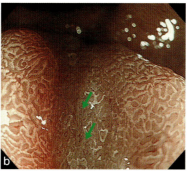

図14 Ⅱa型高異型度腺腫 (19 mm, 下行部)
a：病変の辺縁にのみ白色調の milk-white mucosa を認め（黄矢印），大部分は軽度の発赤調を呈する．
b：ME-NBI 所見では陥凹部は表面微細構造が消失しており（緑矢印），mixed type (Kikuchi 分類) を呈している．病理では高異型度腺腫であった．

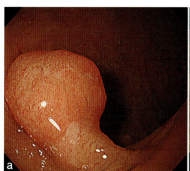
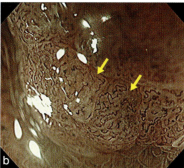

図15 Ⅰs型高分化型腺癌 (10 mm, 球部)
a：均一な発赤調を呈する病変を球部に認めた．
b：ME-NBI 所見では表面微細構造は不明瞭化し，微小血管の不整も認めた（黄矢印）．病理は高分化型腺癌であった．

2 NBI 併用拡大内視鏡診断（ME-NBI）

十二指腸上皮性腫瘍の鑑別に対する ME-NBI の有用性も報告されている．

Yoshimura らは，NBI での粘膜構造パターンの不明瞭化とネットワークを伴う血管パターンの所見は高異型度腺腫以上に有意であると報告している[3]（**図 15b**）．

Kikuchi らは粘膜微細模様が単独のパターンを mono type，複数のパターンが混じるものを mixed type とし，mixed type が Category 4 以上である正診率は 78.8％で，mono type でも irregular vascular pattern を示すものは Category 4 が多いと報告している[6]（**図 14b**）．

辻らは早期胃癌に対する診断で確立されている VS classification system[7] を用い，irregular microsurface pattern を示す病変が高異型度腺腫以上である正診率は 85.2％であったと報告した[8]．microsurface pattern の判定に白色不透明物質

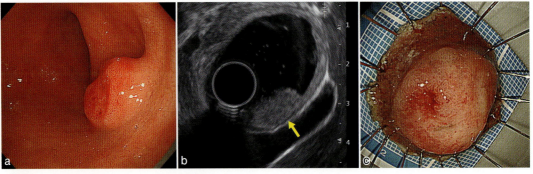

図16 Ⅰ型胃型腺腫（15 mm，球部後面）
a：球部後面に 15 mm の頂部に発赤した浅いびらんを伴い，なだらかな立ち上がりを示す隆起性病変を認める．
b：EUS では第2層が主座で第3〜4層は保たれており，腫瘍は正常粘膜と同じエコーレベルであり，粘膜内病変を示唆する所見であった（黄矢印）．生検では胃型腫瘍を疑う所見であった．
c：内視鏡切除を行い，病理所見は胃型腺腫で切除断端陰性であった．

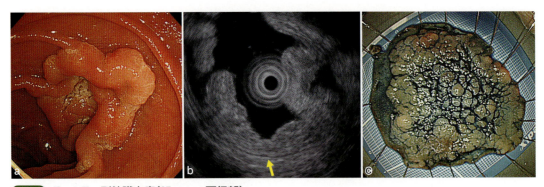

図17 Ⅱa＋Ⅱc 型粘膜内癌（35 mm，下行部）
a：下行部に 35 mm の中央が陥凹した隆起性病変を認め，生検で高分化型腺癌であった．
b：EUS では病変は第2層が主座で，中心の陥凹部でも第3層は保たれていたため（黄矢印），粘膜内の深達度と診断した．
c：腹腔鏡内視鏡合同手術（ESD＋腹腔鏡下縫縮）を行い，高分化型腺癌で深達度は粘膜内癌であった．切除断端は陰性であった．

（white opaque substance；WOS）が呈する構造の不規則性を評価することが重要としている[8]（図 13b）．

ME-NBI を用いた表面微細構造パターンの評価は十二指腸上皮性腫瘍の鑑別において有用である．

3 超音波内視鏡診断（EUS）

十二指腸病変に対する超音波内視鏡検査（endoscopic ultrasonography；EUS）のおもな目的は，上皮性腫瘍の深達度診断と非上皮性腫瘍の質的診断である[9]．

表在性の上皮性腫瘍の検査にはミニチュアプローブ（12〜20 MHz）を用いることが多い（図 16，17）が，脱気水が小腸側に流出するため，鎮痙剤の使用や左側臥位から腹臥位への体位変換，あるいは2チャンネルスコープを用いて脱気水の持続注入にて検査を行う[10]．非上皮性腫瘍の質的診断や深部浸潤した上皮性腫瘍に対しては EUS 専用機（5〜12 MHz 程度）を用いる（図 18，19）．

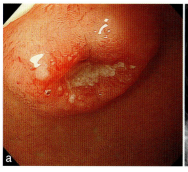
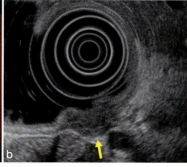

図18 NET G2(15 mm, Ⅱa＋Ⅱc型, 球部前面)

a：球部前面に15 mmの立ち上がりがなだらかな粘膜下腫瘍様隆起を認める. 頂部は潰瘍を形成しており, 生検でNETの診断となった.
b：EUSでは病変はlow echoicであり, 第2〜4層まで一体となり, 壁外に突出する所見であった(黄矢印).

T2以深のNETと診断し, 幽門側胃切除術が行われた. 病理はNET G2, 深達度MPであった.

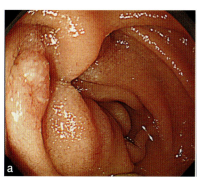
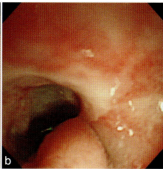
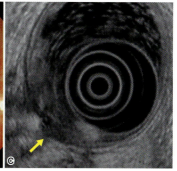

図19 3型進行癌(30 mm, 水平部)
a：水平部に正常粘膜で覆われた狭窄部を認め, 通常径のスコープは通過しなかった.
b：細径内視鏡は狭窄部を通過し, 病変内に潰瘍を認めた. 潰瘍部からの生検では高分化型癌を認め, 3型進行癌の診断となった.
c：EUSでは病変はlow echoicで第4層の肥厚と一部に壁外突出を認め(黄矢印), T4と診断した.

外科切除標本ではpT3の進行癌であった.

　十二指腸は食道や胃と比較して隆起性病変が多く, Brunner腺の過形成など十二指腸に特有の病変の診断や, 粘膜下腫瘍に対する鑑別診断にEUSは有用である[11].

　また上皮性腫瘍に対しては, 乳頭部近傍の病変を含む十二指腸腺腫の深達度診断の正診率は81％(38/47)との報告もあるが[12], 報告数はいまだ少なく, 今後のさらなる研究が必要と思われる.

　個人的な経験ではあるが, 十二指腸上皮性腫瘍に対する内視鏡治療前にEUSにて粘膜下層の血管や筋層の状態の確認や, 病変部位により膵臓との位置関係を把握する場合にも有用と考えている.

おわりに

　十二指腸上皮性腫瘍はまれな疾患ではあるが, H. pylori 感染率の低下に伴って胃癌の頻度は低下するため, 上部内視鏡検査における十二指腸スクリーニングの重

要性は増している．一昔前のような十二指腸は球部までとする観察では，今回の
データからは80％の病変を見逃すことになるため，水平部までの観察は必須であ
る．とくに下行部の外側後壁は病変の頻度が高いため注意が必要である．十二指腸
病変も早期に見つかれば経口内視鏡による切除が可能であるが，十二指腸は内視鏡
操作性が悪く，さらに筋層が薄いこと，Brunner腺の存在など内視鏡切除も容易
ではなく，偶発症の発生率も高いことが知られている．

　早期に診断すれば，内視鏡切除のリスクもより低くなるため，内視鏡医は小さな
病変を見逃さないことを意識してスクリーニング検査を行い，さらに可能なかぎり
生検を避けてME-NBIやEUS等で病変の治療適応を判断することが推奨される．

文　献

1) 長南明道：消化管造影・内視鏡観察のコツ〔内視鏡観察のコツ〕上部消化管—ルーチン撮影
法：上部から下部へ順に．胃と腸　2004；39：955-959

2) 赤松泰次：消化管造影・内視鏡観察のコツ〔内視鏡観察のコツ〕上部消化管—ルーチン撮影
法：引き抜き法．胃と腸　2004；39：1058-1062

3) Yoshimura N, Goda K, Tajiri H, et al: Endoscopic features of nonampullary duodenal tu-
mors with narrow-band imaging. Hepatogastroenterology 2010; 57(99-100): 462-467

4) Kakushima N, Kanemoto H, Sasaki K, et al: Endoscopic and biopsy diagnoses of superficial,
nonampullary, duodenal adenocarcinomas. World J Gastroenterol 2015; 21: 5560-5567

5) Goda K, Kikuchi D, Yamamoto Y, et al: Endoscopic diagnosis of superficial non-ampullary
duodenal epithelial tumors in Japan: Multicenter case series. Dig Endosc 2014; 26(Suppl 2):
23-29

6) Kikuchi D, Hoteya S, Iizuka T, et al: Diagnostic algorithm of magnifying endoscopy with
narrow band imaging for superficial non-ampullary duodenal epithelial tumors. Dig Endosc
2014; 26(Suppl 2): 16-22

7) Yao K, Anagnostopoulos GK, Ragunath K: Magnifying endoscopy for diagnosing and delin-
eating early gastric cancer. Endoscopy 2009; 41: 462-467

8) 辻　重継，土山寿志，辻　国広，他：生検未施行の十二指腸上皮性腫瘍に対するNBI併用
拡大内視鏡の有用性．胃と腸　2016；51：1554-1565

9) Inai M, Sakai M, Kajiyama T, et al: Endosonographic characterization of duodenal elevated
lesions. Gastrointest Endosc 1996; 44: 714-719

10) 木田光広，宮澤志朗，池田弘子，他：【十二指腸隆起性病変をみたら】十二指腸疾患のEUS
による鑑別診断．消化器内視鏡　2009；21：1530-1536

11) Pavlovic Markovic A, Rösch T, Alempijevic T, et al: Endoscopic ultrasound for differential
diagnosis of duodenal lesions. Ultraschall Med 2012; 33: E210-E217

12) Azih LC, Broussard BL, Phadnis MA, et al: Endoscopic ultrasound evaluation in the surgi-
cal treatment of duodenal and peri-ampullary adenomas. World J Gastroenterol 2013; 19:
511-515

（山本頼正）

column 十二指腸に病変発見……生検する？ しない？

　内視鏡検査にて病変を発見した場合，通常であれば生検により組織診断を行うことが多い．しかしながら十二指腸は粘膜下層も薄いため，生検による粘膜下層の線維化が起きやすく，内視鏡切除の局注時に生検瘢痕による non-lifting sign のため，切除が困難な症例がある（図1）．丈の高い隆起性病変であれば，粘膜のみの生検になるため線維化は起きないが，扁平な隆起性病変や陥凹性病変は内視鏡治療を考慮する場合，できるだけ生検を避けることが望ましい．Kinoshita らは，十二指腸病変に対する生検診断の正診率は 71.6％と低く，さらに生検による粘膜下層の線維化のため，EMR を予定した症例の 24.6％が non-lifting sign を示したため ESD が必要であったことを報告している[1]．

　扁平な隆起性病変や陥凹性に生検が必要な場合は，生検鉗子が Kerckring ひだに平行になる向きで行うほうが，粘膜下層の線維化が少なくなる可能性がある[2]（図2）．

　また生検鉗子も経鼻内視鏡で用いる細径を用いるほうが，より線維化が少なくなるかもしれない．

　病変を経過観察する場合は，生検を繰り返すことは避け，NBI 併用拡大内視鏡を行うことで癌化を予測できる症例もあり[3]，画像強調法や色素散布法を併用した拡大観察は optical biopsy として有用である．

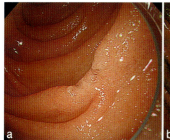
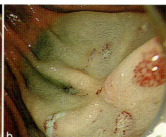

図1 non-lifting sign 陽性の十二指腸腺腫
a：下行脚に 10 mm の陥凹性病変を認め，前医の生検では高異型度腺腫であった．
b：内視鏡切除時に粘膜下局注を行ったが，周辺は挙上するが，陥凹中央部は挙上せず，スネアリングが困難であったため，ESD での切除が必要であった．

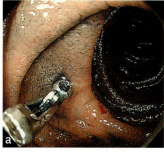
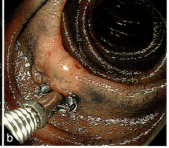

図2 十二指腸病変に対する生検法
a：生検鉗子が Kerckring ひだに直行する向きで行うと，採取は容易であるが，粘膜下層を深く生検する可能性が高い．
b：生検鉗子を Kerckring ひだと平行な向きで採取することで，生検による線維化が少なくなる可能性がある．

文　献
1) Kinoshita S, Nishizawa T, Ochiai Y, et al：Accuracy of biopsy for the preoperative diagnosis of superficial nonampullary duodenal adenocarcinoma. Gastrointest Endosc　2017；86：329-332
2) Bourke MJ：Endoscopic resection in the duodenum：current limitations and future directions. Endoscopy 2013；45：127-132
3) 森重健二郎，山本頼正，堀内裕介，他：5 年間の経過で腺腫から腺癌に進行した早期十二指腸癌の 1 例．Prog Dig Endosc　2013；83：122-123，129

（山本頼正）

第1章　総論

❸ 十二指腸上皮性腫瘍（非乳頭部）の内視鏡診断

　パンエンドスコピーの普及により十二指腸の腺腫や早期癌の発見頻度は増加しているとはいえ，疾患の頻度の低さもあり未だ鑑別診断については不明の点が多い．さらに，生検による腺腫，早期癌の診断も容易ではなく[1]，内視鏡診断・病理学的診断ともに他の消化管に比し課題が多い．さらに過剰な生検は内視鏡治療が可能な症例の難易度を増すため内視鏡医は腫瘍を腫瘍と確実に診断することが求められる．

　乳頭部を除く十二指腸上皮性腫瘍の剖検例での発見頻度は1％以下であり，癌に限れば全消化管癌の0.3％程度とされる．内視鏡スクリーニング時の報告では発見率は内視鏡施行例の0.03％前後とされている．男性に多く，部位別では球部または下行部に多いとする報告が多かったが近年の報告では下行部のとくに十二指腸乳頭対側に多いとされている[2]．肉眼型を「大腸癌取扱い規約」に準じて分類した報告によれば，ⅠsまたはⅡaの隆起型が70～80％を占め，陥凹型は20％程度とされる．また進行癌においては1型，2型が多い．

Ⅰ．内視鏡的特徴

1 白色光通常観察

　色調としては病変における"絨毛の白色化"による白色変化がきわめて高率に認められる（図1）．この所見が上皮内腫瘍を拾い上げるうえでもっとも重要であり，腺腫・早期癌に特徴的な所見である．"絨毛の白色化"は吸収上皮細胞内の脂肪粒の存在によるものであり，腫瘍化によるカイロミクロンの過剰な合成・分泌が要因であろうと推察している[3]．さらに，リンパ流の停滞も白色化に関与している可能性もある[4]．脂肪粒はSudan染色，Oil-red染色，Adipophilin染色（図2）[5]で確認可能であり，腫瘍化した上皮では高率に陽性となるが，非腫瘍部では陰性である．この絨毛の腫瘍化による所見は濾胞性リンパ腫（症例55，p.184），リンパ管拡張（症例3，p.74）などでみられる白色所見とは機序が異なる．また一部の過誤腫では"絨毛の白色化"を呈することがあり白色光通常観察のみでは鑑別が困難である（図3）．Yoshimura，Godaら[6]はこれら十二指腸腫瘍における上皮の白色化をmilk-white mucosaと呼称している．

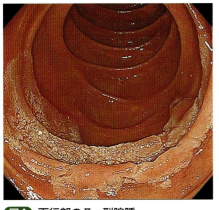

図1 下行部のⅡa型腺腫
病変部に一致して絨毛の白色化を認める．

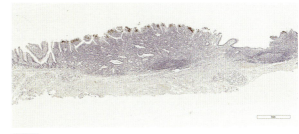

図2
上皮内腫瘍におけるAdipophilin染色にて吸収上皮細胞内に褐色の沈着を認め同部位は脂肪滴と思われる．

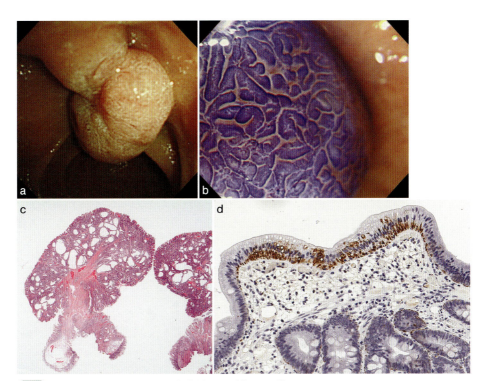

図3 十二指腸主乳頭近傍の亜有茎性過誤腫（P-J型）
a：病変は白色を呈している．
b：クリスタルバイオレット染色による拡大観察では葉状，脳回状類似の表面構造を呈し腫瘍との鑑別が困難であるが，過誤腫ではやや絨毛の密度が疎になっている．
c：ルーペ像．筋板が樹枝状に増生しているが核異型，構造異型は認めない．
d：Adipophilin染色にて陽性を示し，上皮基底層に脂肪の沈着を認める．

　内視鏡診断を行ううえで領域性のある白色病変は上皮性腫瘍である可能性がきわめて高く，その病変内分布にも注目する必要がある．さらに白色光通常観察で良悪性の鑑別に迫るには発赤調，20 mm以上，陥凹型，分葉のくずれ，易出血性などが重要である（症例41 43，p.150，154）[7), 8)]．また十二指腸における進行癌は狭い管腔内を周在性に占拠するため全体像の観察が不可能で肉眼型を正確に判断するのは困

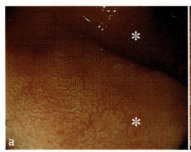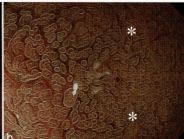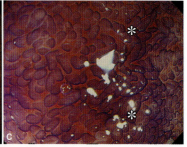

図4 十二指腸正常粘膜拡大観察像
a：白色光通常観察
b：NBI拡大観察
c：クリスタルバイオレット染色による拡大観察

難な場合が多いが，2型の場合は悪性リンパ腫（症例59, p.192）との鑑別が重要である．癌では腺腫・早期癌と同様に辺縁に"絨毛の白色化"が残存する場合もあるため診断の一助となる（症例53, p.180）．

なお，本書では白色光通常観察における十二指腸腫瘍の白色絨毛所見を"絨毛の白色化"または"milk-white mucosa"と表現し，NBI/BLI観察でより明瞭に視覚化される白色所見を白色不透明物質（white opaque substance；WOS)[9]と表す．

2 拡大内視鏡観察

十二指腸における拡大内視鏡像（図4）を理解するうえでは，絨毛の形態についての整理が重要と思われる．絨毛外形は指状，葉状，尾根状，旋回状の4型が混在してみられる[10]．これらの絨毛は隣接しているため，基部から先端部まで観察することは不可能である．したがって，大腸のような腺開口部による診断とは異なり，絨毛そのものの外形観察による診断が要求される．

十二指腸においては領域をもった"絨毛の白色化"を呈する病変は上皮性腫瘍である可能性がきわめて高く拡大内視鏡に期待されるのは良悪性の鑑別である．しかしながら，現状では高度異型腺腫と粘膜内癌との鑑別は病理学的にも困難な例も多く，形態や色調などの内視鏡所見の特徴に関しても両者を同じカテゴリーとして診断すべきであろう[11]．

NBI拡大観察ではまず周囲の非腫瘍絨毛に比した形態の違いを認識しdemarcation lineを把握する．次に病変内にみられる微細模様の形状，大小不同，窩間の密度などに注目する．形状不均一，異なる微細模様の混在，窩間が不明瞭化する例（症例47, p.162）では高度異型腺腫・粘膜内癌の可能性が高い[12]．

また拡大内視鏡診断では微小血管観察も重要である．絨毛内部にはループ状の毛細血管が観察される．これを基本とし微小血管構築像を診断する．口径不同や拡張，蛇行，形状不均一（図5）などは良悪性の鑑別に大いに役立つはずである．しかしながら十二指腸においては"絨毛の白色化"のため微小血管構築像が視認されない例が多い．部分的に視認される例もあるが可視範囲が病変のすべてを表現するとは限らず病変全体または表面微細構造において悪性所見を呈する部位に微小血管構築像が視認される例において診断の一助とすべきである．

一方，クリスタルバイオレット染色を用いた拡大内視鏡診断は白色化の有無や分

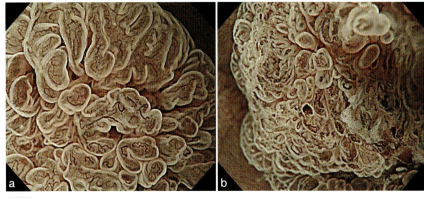

図5
a：regular surface pattern：病変の中央から外側に向けて徐々に窩間は広がっているが近接する絨毛に形状不均一は認められず絨毛辺縁に相当する白色帯も均一である．
regular microvascular pattern：絨毛内のループ状血管に口径不同や形状不均一は認められない．
b：irregular surface pattern：窩間の形状不均一が認められる．
irregular microvascular pattern：絨毛内のループ状血管に口径不同や形状不均一を認める．

布に影響されない普遍的な診断が可能でとくに腫瘍を腫瘍と診断するうえで有用である[13], [14]．正常の絨毛の形態に基づき脳回状(convoluted pattern)，葉状(leaf pattern)，網目状，溝状(reticular／sulciolar pattern)，大腸類似(colon like pattern)，松かさ状(pine cone pattern)に分類が可能である．demarcation line を認める"絨毛の白色化"に加えいずれかの形態に合致する場合は上皮性腫瘍の診断が可能である．表に代表例を示す．腫瘍化した絨毛に癒合・分岐が認められる convoluted pattern (症例36, p.140)，一つひとつの絨毛が独立し隆起を呈する leaf pattern (症例27, p.122)，丈の低い腺管が密に存在する reticular／sulciolar pattern，また表面型病変では大腸に近い pit の観察が可能な例もあり(colon like pattern)，従来の大腸拡大内視鏡診断学が応用可能と思われる(図6)．さらに pine cone pattern (症例22 23 40 42, p.112, 114, 148, 152) は胃型形質を有する腫瘍に特異的である可能性が高く後述の粘液形質との相関が推察できる．良悪性の鑑別にはそれぞれの表面構造の整・不整をもって診断する(図7)が[15]，convoluted pattern, leaf pattern では鑑別困難な例が多く NBI による微小血管構築像や表面微細構造，腫瘍化した絨毛の密度も加味して判断する．

Ⅱ．粘液形質と内視鏡所見の相関

発生部位と粘液形質の相関では球部・下行部では胃型が優位であり，水平部・上行部では腸型が多いとされ，近位十二指腸の腺腫の発生母地が異所性胃粘膜や胃上皮化生など胃粘膜であろうと推測されている．筆者らは十二指腸腺腫・早期癌33例の粘液形質をMUC2, MUC5AC, MUC6, CD10を用いて免疫組織学的に検討したところ，胃型7例，腸型24例(小腸型23例，大腸型1例)，混合型2例であった．部位別の検討では，球部の85.8％が胃型，下行部の85.7％が腸型，水平部では

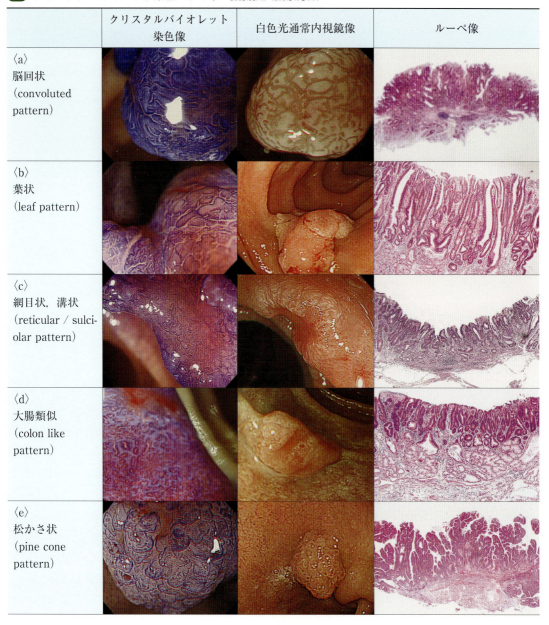

表 クリスタルバイオレット染色による十二指腸拡大観察分類

全例が腸型の形質を呈していた．また，粘液形質と白色化との関係を検討したところ，非白色化4例はすべて胃型形質であった．しかしながら"絨毛の白色化"を呈する胃型腫瘍も存在しさらなる検討が必要である（症例35 38, p.138, 144）．また胃型形質を有する例はクリスタルバイオレット染色を用いた拡大観察において pine cone pattern は胃型形質を有する例に特異的である可能性が高い．さらに NBI 拡大観察では絨毛辺縁にあたると思われる白色帯および窩間の形状が胃腺窩上皮に類似する．内視鏡所見から粘液形質へのアプローチを試みることは，十二指腸の胃型腫瘍と悪性度の相関を検討するうえでも重要と思われる[16]．

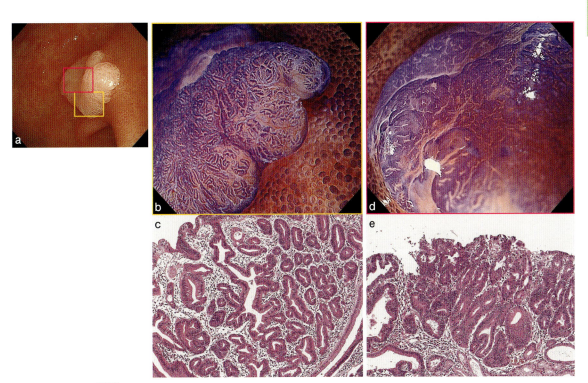

図6
a：球部上十二指腸角近傍のⅡa
b：a における黄枠内；regular colon like pattern
c：紡錘形に腫大した核を有する異型細胞の管状増殖を認め，管状腺腫と診断した．
d：a における赤枠内；irregular colon like pattern（pit pattern 分類Ⅵ₁相当）．
e：類円形で極性の乱れた核を有する異型細胞を認め，細胞異型から高分化型管状腺癌と診断した．

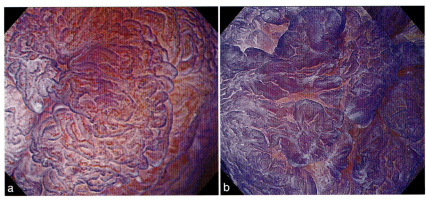

図7
a：regular pine cone pattern．腫瘍化した絨毛が分岐・癒合し重なり合っているが配列は規則正しい．
b：irregular pine cone pattern．重なり合う絨毛の配列が不整で癌と診断する．

文　献

1) Kakushima N, Kanemoto H, Tanaka M, et al: Treatment for superficial non-ampullary duodenal epithelial tumors. World J Gastroeterol 2014; 20: 12501-12508

2) Goda K, Kikuchi D, Yamamoto Y, et al: Endoscopic diagnosis of superficial non-ampullary duodenal epithelial tumors in Japan. Dig Endosc 2014; 26: 23-29

3) 田中三千雄，薄田勝男，大倉康男，他：十二指腸における隆起性病変の拡大観察とその診断的意義．胃と腸　2003；38：1709-1720

4) 稲土修嗣，前田宜延：十二指腸上皮性腫瘍の臨床診断と治療―腺腫・癌．胃と腸　2011；46：1604-1617

5) Ueo T, Yonemasu H, Yada N, et al: White opaque substance represents an intracytoplastic accumulation of lipid droplets: Immunohistochemical and Immunoelectron macroscopic investigation of 26 cases. Dig Endosc 2013; 25: 147-155

6) Yoshimura N, Goda K, Tajiri H, et al: Endoscopic fetures of nonampullary duodenal tumors with narrow-band imaging. Hepatogastroenterology 2010; 57: 462-467

7) Okada K, Fujisaki J, Kasuga A, et al: Sporadic nonampullary doudenal adenoma in the natural history of duodenal cancer; a study of follow-up surveillance. Am J Gastroenterol 2011; 106: 357-364

8) Kakushima N, Yoshida M, Iwai T, et al: A simple endoscopic scoring system to differentiated between duodenal adenoma and carcinoma. Endosc Int Open　2017; 5; E763-E768

9) 八尾建史，上尾哲也，遠城寺宗近，他：拡大内視鏡により視覚化される白色不透明物質．胃と腸　2016；51：711-726

10) 稲土修嗣，田中三千雄，佐々木博：ヒト十二指腸の絨毛形態に関する研究―正常例における実体顕微鏡的観察．日消誌　1986；83：1444-1454

11) Tsuji S, Doyama H, Tsuji K, et al: Preoperative endoscopic diagnosis of superficial non-ampullary duodenal epithelial tumors, including magnifying endoscopy. World J Gastroeterol 2015; 21: 11832-11841

12) Kikuchi D, Hoteya S, Iiduka T, et al: Diagnostic algorithm of magnifying endoscopy with narrow band imaging for superficial non-ampullary duodenal epithelial tumors. Dig Endosc 2014; 26: 16-22

13) 遠藤昌樹，松本主之，菅井　有：十二指腸腫瘍の診断と治療．Gastroenterol Endosc　2014；56：3763-3774

14) Endo M, Abiko Y, Oana S, et al: Usefulness of endoscopic treatment for duodenal adenoma. Dig Endosc 2010; 22: 360-365

15) Mizumoto T, Sanomura Y, Tanaka S, et al: Clinical usefulness of magnifying endoscopy for non-ampullary duodenal tumors. Endoscopy 2017; 5: E297-E302

16) Toba T, Inoshita N, Kaise M, et al: Clinicopathological features of superficial non-ampurally duodenal epithelial tumor; gastric phenotype of histology correlates to higher malignant potency. J Gastroenterol 2017 Mar 20: doi: 10.1007/s00535-017-1327-0 [Epub ahead of print]

（遠藤昌樹）

column 十二指腸腺腫はすぐに治療すべき？

　十二指腸腺腫は胃や大腸の腺腫と同様に前癌病変であり内視鏡切除の対象となる．しかし十二指腸病変の内視鏡切除は他の臓器と比較して出血，穿孔などの偶発症の頻度が高いため，内視鏡切除の適応は慎重に考慮されている．一般的に十二指腸腺腫の生検診断はウィーン分類のCategory 3(low grade dysplasia)とCategory 4-1(high grade dysplasia)で分類され，Category 4-1以上の病変が治療対象とされる[1]．

　図1に示すようにCategory 3の病変は数年経過観察してもほとんど変化がない病変も存在する．病変に均一な絨毛の白色化を認める病変で，高齢者にこのような病変を認めた場合は経過観察を行い，若年者であれば長期間の観察も負担のため内視鏡切除することも多い．

　一方，図2は当初Category 3で，その後明らかに増大した病変である．初回の内視鏡所見で中央部の発赤を認めるため，全体がCategory 3ではなかった可能性も否定できない．

　このような病変に対しては，画像強調法や色素散布法を併用した拡大観察は，病変全体の組織グレードを判定し内視鏡切除の適否を決定することが有用である[2,3]．

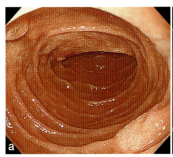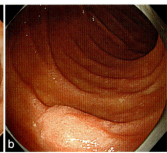

図1 4年間で変化のない低異型度腺腫
a：下行部の乳頭対側に10 mmの軽度白色調を示す扁平隆起性病変を認め，生検で低異型度腺腫であった．
b：4年後の内視鏡所見で，写真の向きは異なるが，大きさ，形態とも変化は認めない．

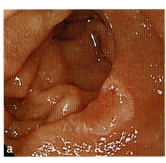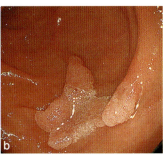

図2 5年間で増大した低異型度腺腫
a：下行部外側に10 mmの扁平隆起を認め，中央部は軽度陥凹し発赤を認めた．生検では低異型度腺腫であった．
b：5年後の内視鏡で19 mmと明らかな増大を認め，内視鏡切除にて高分化型腺癌の診断であった．

文献
1) Okada K, Fujisaki J, Kasuga A, et al：Sporadic nonampullary duodenal adenoma in the natural history of duodenal cancer：a study of follow-up surveillance. Am J Gastroenterol　2011；106：357-364
2) Yoshimura N, Goda K, Tajiri H, et al：Endoscopic features of nonampullary duodenal tumors with narrow-band imaging. Hepatogastroenterology　2010；57(99-100)：462-467
3) Kikuchi D, Hoteya S, Iizuka T, et al：Diagnostic algorithm of magnifying endoscopy with narrow band imaging for superficial non-ampullary duodenal epithelial tumors. Dig Endosc　2014；26(Suppl 2)：16-22

〈山本頼正〉

第1章　総論

④ 十二指腸疾患の内視鏡による鑑別診断

　十二指腸は通常内視鏡検査では球部および下行部の観察のみにとどめることが多いが，良性疾患を含めさまざまな所見を呈する．鑑別診断には，他の消化管と同様に部位，形態，単発か多発か，疾患頻度を考慮に入れる必要がある．また，粘膜下腫瘍(submucosal tumor；SMT)の形態をとる疾患(**表1**)においては，色調や硬さ，表面性状，頻度などである程度鑑別は可能ではあるが，確定診断は困難で，超音波内視鏡(EUS)による精査が診断の一助となる．EUSによりどの層由来なのか，病変の主座がどこにあるかを判定できる．間葉系腫瘍はほぼ筋層(第4層)と同様の内部エコーを呈し，筋層と連続性をもつので診断できることが多い．EUSで悪性を疑う所見としては，大きなサイズ，辺縁の不整，不均一な内部エコー，嚢胞変性，高エコースポットの存在などが挙げられる．

　本項では，頻度と形態による十二指腸疾患の鑑別診断および悪性リンパ腫，gastrointestinal stromal tumor(GIST)，neuroendocrine tumor(NET)/carcinoidについて概説する．

　表2に頻度と形態による十二指腸疾患の分類を示す．十二指腸疾患においてその多くは良性疾患であり，腫瘍性病変や悪性腫瘍の頻度はまれである．また，隆起性病変が非腫瘍・腫瘍性病変にかかわらず多いのも特徴である．全身性の疾患に伴う十二指腸病変をまれに経験するが，その多くはびまん性の所見を呈する．

表1　粘膜下腫瘍の形態をとる疾患

- Brunner腺過形成
- Neuroendocrine tumor(NET)/Carcinoid
- Gastrointestinal stromal tumor(GIST)
- 平滑筋腫，平滑筋肉腫
- 神経鞘腫
- リンパ管腫，血管腫
- 脂肪腫
- 悪性リンパ腫
- Gangliocytic paraganglioma
- 静脈瘤

表2 頻度と形態による十二指腸疾患の分類

形態 頻度	隆　起	陥凹／潰瘍	びまん性
高	• 異所性胃粘膜 • 胃化生 • Brunner 腺過形成 • 粘液分泌型ポリープ • 十二指腸炎 • リンパ濾胞 • 囊胞 • リンパ管腫	• 十二指腸潰瘍 • 憩室	• 十二指腸炎
まれ	• 過誤腫 • 腺腫 • 癌 • 脂肪腫 • 平滑筋腫 • NET/Carcinoid • GIST • 悪性リンパ腫（MALT, 　FL，MCL，Burkitt） • 転移性腫瘍 • 炎症性線維性ポリープ • Gangliocytic paragangli- 　oma • 平滑筋肉腫	• 腺腫 • 癌 • 悪性リンパ腫（MALT, 　DLBCL） • 転移性腫瘍 • 内十二指腸瘻	• リンパ管拡張 • 悪性リンパ腫（MALT, 　形質細胞腫，ATL） • アミロイドーシス • クローン病 • 潰瘍性大腸炎 • メラノーシス • GVHD • 感染 • 血管炎 • 膠原病
非常に まれ	• 神経鞘腫 • 悪性神経鞘腫 • 肉腫		

MALT：mucosa-associated lymphoid tissue，FL：follicular lymphoma（濾胞性リンパ腫），MCL：mantle cell lymphoma（マントル細胞リンパ腫），ATL：adult T-cell lymphoma（成人 T 細胞リンパ腫），GVHD：graft versus host disease

十二指腸疾患の内視鏡による鑑別診断——形態別の診断アプローチ(1)

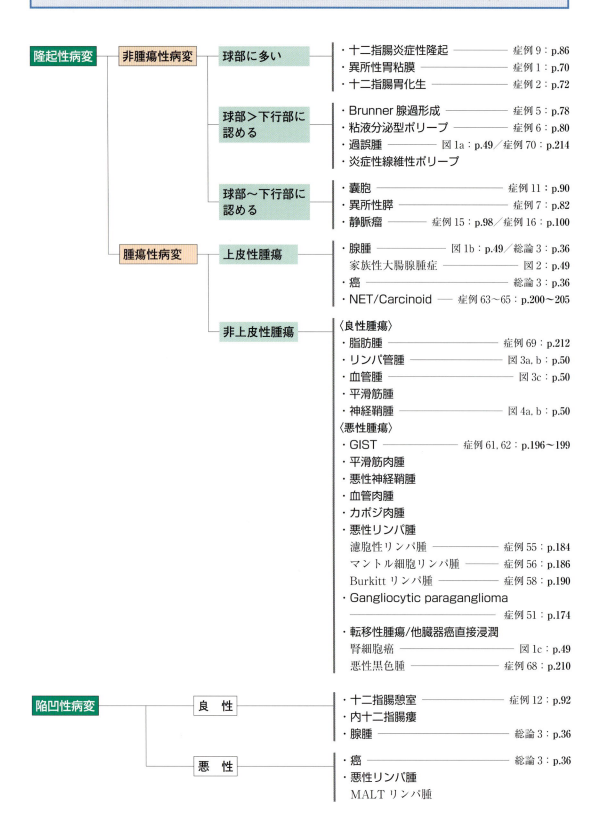

十二指腸疾患の内視鏡による鑑別診断──形態別の診断アプローチ(2)

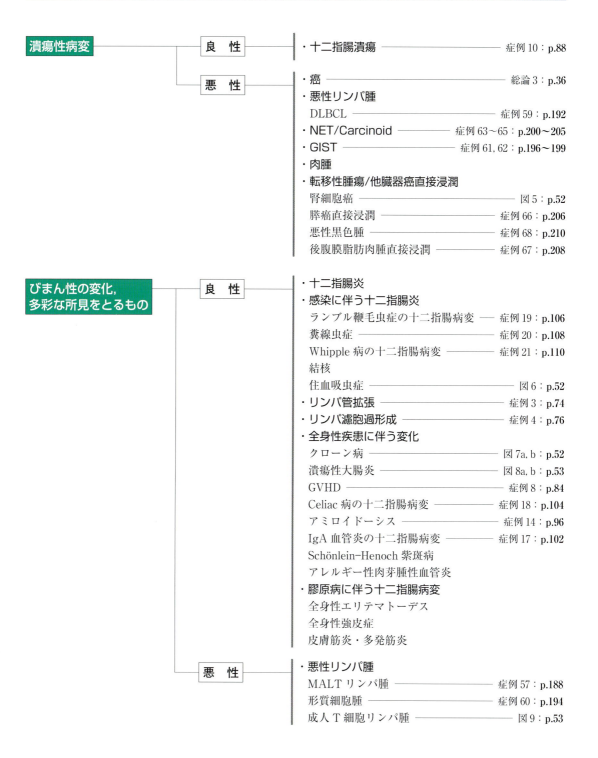

十二指腸疾患の内視鏡による鑑別診断——形態別の診断アプローチ(3)

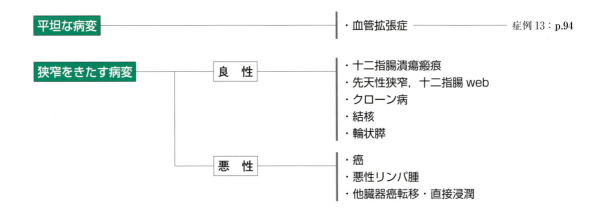

I．形態別の診断アプローチ

1 隆起性病変

1）非腫瘍性病変

●しばしば多発し，非腫瘍粘膜との境界が不明瞭，粘膜模様が比較的均一

a．球部に多い疾患
- 十二指腸炎症性隆起（症例9，p.86）：多発する正色〜発赤調の小隆起．胃上皮化生を伴うこともある．
- 異所性胃粘膜（症例1，p.70）：丈の低い無茎性の隆起，正色から淡い発赤調で多発することも多い．
- 十二指腸胃化生（症例2，p.72）：丈の低い隆起．

b．球部＞下行部に認める疾患
- Brunner 腺過形成（症例5，p.78）：無茎，亜有茎，有茎性でSMT様．軟らかい，正色〜淡い発赤調．
- 粘液分泌型ポリープ（症例6，p.80）：開口部を有し，透明な粘液を分泌する10 mm ほどの半球状隆起．
- 過誤腫：有茎性または亜有茎性，Peutz-Jeghers 型ポリープ（症例70，p.214），Brunner 腺過誤腫，若年性ポリープ（図1a）など．
- 炎症性線維性ポリープ：好酸球浸潤を伴った肉芽腫性病変．非腫瘍粘膜に覆われた隆起，しばしば表面にびらんを伴う（胃ではしばしば経験されるが，十二指腸ではまれ）．
- 囊胞（症例11，p.90）：透明感を有する軟らかい半球状SMT．
- 異所性膵（症例7，p.82）：球部から下行部，半球状で弾性硬のSMT様隆起，頂部に

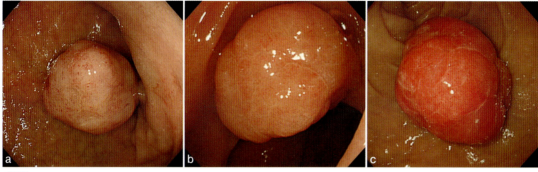

図1 十二指腸亜有茎性隆起性病変 3 種
a：若年性ポリープ．正色調で点状発赤を有し，軟らかい．
b：高異型度腺腫．淡い発赤調で分葉傾向はあるがやや緊満感あり．
c：腎細胞癌の転移．強い赤色調で硬さあり．

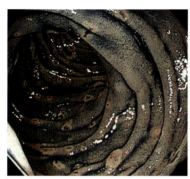

図2 家族性大腸腺腫症にみられる十二指腸の多発腺腫
Ⅱa 型の腫瘤を無数に認める．

陥凹を伴うことが多い．
- 静脈瘤（症例15, p.98／16, p.100）：白色から青紫色の多峰性，連珠状隆起．

2）腫瘍性病変

- 上皮性，非上皮性の鑑別は非腫瘍粘膜との境界の有無，粘膜模様の相違の有無で判断する．
- 腫瘍性病変は，下行部＞球部に認めることが多い．

a．上皮性腫瘍

- 腺腫（総論3, p.36）：無茎，亜有茎性（図1b），有茎性，平坦隆起，白色〜正色調，非腫瘍粘膜と比しやや延長した絨毛状〜管状構造を認める．
  - 家族性大腸腺腫症（familial adenomatous polyposis）では，十二指腸全体に多発する腺腫を認める（図2）．
- 癌（総論3, p.36）：1型進行癌，表在性の場合は平坦隆起が多い．
- NET/Carcinoid（症例63〜65, p.200〜205）：球部＞下行部，正〜黄白色の半球状隆起，増大とともに中心陥凹や潰瘍形成を伴う．

b．非上皮性腫瘍

①良性腫瘍
- 脂肪腫（症例69, p.212）：表面平滑で非腫瘍粘膜に覆われる軟らかい黄白色調のSMT，時に有茎性や頂部に潰瘍を伴う場合も．

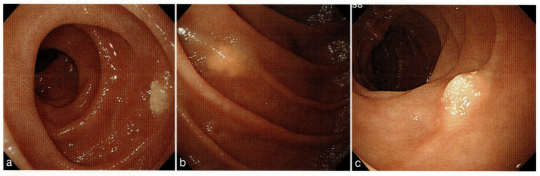

図3 白色の小隆起3種
a：白斑を伴うリンパ管腫.
b：黄白色のSMT様の形態をしたリンパ管腫.
c：白斑を伴いリンパ管腫と思われたが，生検で血管腫と診断された.

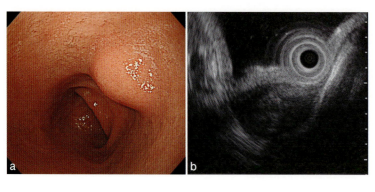

図4 十二指腸神経鞘腫
a：通常画像
b：EUS. 第4層に連続する低エコー腫瘤で，EUS上も平滑筋腫やGISTとの鑑別が困難.

（山本頼正先生 提供）

- リンパ管腫：半球状，結節状，有茎性．囊胞状では透過性のある隆起．黄白〜白色調，点状白斑を伴う場合もある（図3a, b）．
- 血管腫：暗青色，発赤調の平坦隆起．白斑を伴うものではリンパ管腫と鑑別できない病変も時にあり（図3c）．
- 平滑筋腫：正色調のSMT，潰瘍形成することも．
- 神経鞘腫（図4a, b）：正色調のSMT，潰瘍形成することも．非常にまれ．

②悪性腫瘍
- GIST（症例61 62, p.196〜199）：潰瘍形成する場合には辺縁が比較的整．
- 平滑筋肉腫：潰瘍やdelleを伴う大きなSMT．
- 悪性神経鞘腫：非常にまれ．巨大SMTで周囲への浸潤や転移を伴った状態で発見されることが多い．
- 血管肉腫：易出血性のSMT，非常にまれ．
- カポジ肉腫：暗赤色の平坦あるいは凹凸のある隆起，血豆様隆起．
- 悪性リンパ腫：
  ・濾胞性リンパ腫（症例55, p.184）：白色顆粒〜小結節の散在，集簇．
  ・マントル細胞リンパ腫（症例56, p.186）：小ポリープ集簇，表面平滑な大小不同の多発隆起（multiple lymphomatous polyposis；MLP）型，SMT様，正〜白色調の疣状．
  ・Burkittリンパ腫（症例58, p.190）：絨毛の腫大を伴ういびつな白色〜淡い発赤調の

丈の低い隆起.

- Gangliocytic paraganglioma（症例51, p.174）：乳頭部周囲の SMT.
- 転移性腫瘍 / 他臓器癌直接浸潤：非腫瘍性の立ちあがりを有する潰瘍や SMT 様隆起. さまざまな他臓器からの転移・浸潤あり.
  - 腎細胞癌（図1c）
  - 悪性黒色腫（症例68, p.210）

2 陥凹性病変

①良 性

- 十二指腸憩室（症例12, p.92）：下行部とくに乳頭付近に多い，管外へ囊状に突出した陥凹.
- 内十二指腸瘻：十二指腸と隣接臓器の間に瘻孔を形成したもの. 胆囊炎, 胆管炎などにより後天的に形成されたものが多い.
- 腺腫（総論3, p.36）：陥凹型腺腫もしばしば経験される.

②悪 性

- 癌（総論3, p.36）：表在性十二指腸癌 0-IIc や 0-IIa + IIc 型. 発赤調で不整形な陥凹. 陥凹内部では細かい粘膜模様を呈する.
- 悪性リンパ腫
  - MALT リンパ腫：境界やや不明瞭な褪色陥凹.

3 潰瘍性病変

①良 性

- 十二指腸潰瘍（症例10, p.88）：球部に好発，単発や多発し，辺縁整. 治癒すると瘢痕による狭窄やひきつれ，球部変形をきたす.
  - Zollinger-Ellison 症候群では多発性潰瘍，再発性潰瘍を呈する.
  - 血管炎や虚血性変化，全身性疾患に伴う潰瘍もある.

②悪 性

- 癌（総論3, p.36）：進行癌（2型，3型），周堤を有する不整形潰瘍で辺縁不整，潰瘍辺縁に陥凹の伸びだしを伴う，辺縁に蚕食像を認める，壁硬化を有する.
- 悪性リンパ腫
  - びまん性大細胞型 B 細胞リンパ腫（DLBCL）（症例59, p.192）：耳介様の周堤を有する辺縁整の不整形な潰瘍. 大きさのわりに狭窄の程度が軽い，しばしば多発.
- NET/Carcinoid（症例63〜65, p.200〜205）：SMT 様の形態.
- GIST（症例61 62, p.196〜199）：SMT 様の形態.
- 肉腫：SMT 様の形態.
- 転移性腫瘍 / 他臓器癌直接浸潤：非腫瘍性の立ちあがりの周堤を有する潰瘍，非腫瘍性の辺縁隆起を伴う小潰瘍など.
  - 腎細胞癌（図5）
  - 膵癌直接浸潤（症例66, p.206）
  - 悪性黒色腫（症例68, p.210）
  - 後腹膜脂肪肉腫直接浸潤（症例67, p.208）

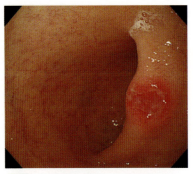
図5 小潰瘍を呈する腎細胞癌の十二指腸転移

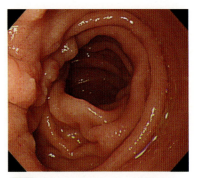
図6 住血吸虫症の十二指腸病変

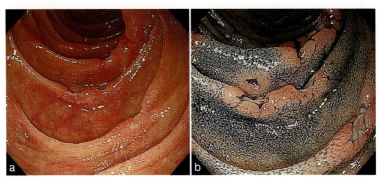
図7 クローン病の十二指腸病変
白色光およびインジゴカルミン散布像（岩手医科大学消化管内科 提供）

4 びまん性の変化，多彩な所見をとるもの

①良　性
- 十二指腸炎：点状発赤，浮腫，びらん，点状出血．非特異的なものや薬剤性（非ステロイド性抗炎症薬），虚血性（肝動脈塞栓術の偶発症），感染に伴うものなど．
- 感染に伴う十二指腸炎
  - ランブル鞭毛虫症の十二指腸病変(症例19, p.106)：リンパ濾胞過形成，アフタ，粗糙粘膜，絨毛の腫大・萎縮．
  - 糞線虫症(症例20, p.108)：浮腫，白色絨毛，発赤，びらん，狭窄，出血，潰瘍．
  - Whipple病の十二指腸病変(症例21, p.110)：浮腫で粗糙な粘膜，白色絨毛．
  - 結核：潰瘍および狭窄，下行部＜水平部．
  - 住血吸虫症(図6)：疣状隆起，小隆起の集簇．
- リンパ管拡張(症例3, p.74)：散在白斑や白色絨毛，白色小石状．
- リンパ濾胞過形成(症例4, p.76)：おもに球部，1～2mmの多発する正色調の小隆起．
- 全身性疾患に伴う変化
  - クローン病(図7a, b)：壁肥厚，狭窄，粗糙，縦走潰瘍，敷石状，アフタ，発赤，瘻孔．
  - 潰瘍性大腸炎(図8a, b)：ひだ消失・腫大，発赤びらん，アフタ，易出血性，顆粒状変化，浅い潰瘍．

52

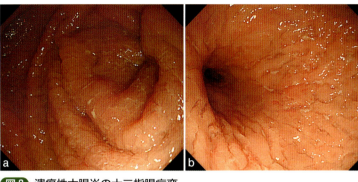
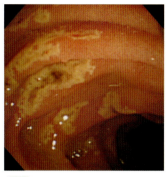

図8 潰瘍性大腸炎の十二指腸病変
球部および下行部(岩手医科大学消化管内科 提供)

図9 成人T細胞リンパ腫の十二指腸浸潤

- graft versus host disease(GVHD)(症例8, p.84)：絨毛萎縮や浮腫，びらんなどをびまん性に認める．異常所見がないことも多い．
- celiac病の十二指腸病変(症例18, p.104)：ひだの不明瞭化，貝柱状変化(scalloping)，絨毛萎縮によるモザイク状の粘膜模様，粘膜下の血管透見．
- アミロイドーシス(症例14, p.96)：粗糙，顆粒状粘膜，浮腫，皺襞の肥厚，多発結節，粘膜下腫瘍様隆起，びらん，潰瘍，発赤，蒼白．
- IgA血管炎の十二指腸病変(症例17, p.102)：横走するびらん・潰瘍＞発赤，粘膜浮腫，紫斑．
- Schönlein-Henoch紫斑病：多発発赤，びらん，潰瘍，粘膜下血腫様隆起．
- アレルギー性肉芽腫性血管炎：びまん性発赤，びらん，潰瘍．
- 膠原病に伴う十二指腸病変
  - 全身性エリテマトーデス：虚血性変化，多発潰瘍，狭窄．
  - 全身性強皮症：管腔拡張，慢性偽性腸閉塞による巨大十二指腸．
  - 皮膚筋炎・多発筋炎：管腔拡張．

②悪　性
- 悪性リンパ腫
  - MALTリンパ腫(症例57, p.188)：血管拡張像を伴う粘膜肥厚，多発白色顆粒状隆起，いびつな丈の低い粘膜下腫瘍様隆起．
  - 形質細胞腫(症例60, p.194)：顆粒状粘膜，ひだ腫大，粘膜下腫瘍様隆起，潰瘍性腫瘤．
  - 成人T細胞リンパ腫(図9)：多発平坦隆起，多発潰瘍，ポリープ．

5 平坦な病変

- 血管拡張症(症例13, p.94)：平坦発赤で形はさまざま，既存の絨毛構造を呈し，時に周囲に白暈を伴う．

6 狭窄をきたす病変

①良　性
- 十二指腸潰瘍瘢痕
- 先天性狭窄，十二指腸web：乳頭付近に多い．非腫瘍粘膜による膜様狭窄．

- クローン病
- 結核
- 輪状膵：下行部の輪状狭窄.

②悪　性

- 癌
- 悪性リンパ腫
- 他臓器癌転移・直接浸潤

Ⅱ．十二指腸悪性リンパ腫─概説

消化管では MALT リンパ腫（症例57, p.188）とびまん性大細胞型 B 細胞リンパ腫（DLBCL）（症例59, p.192）の頻度が高い．十二指腸リンパ腫の肉眼形態は多彩で，隆起・潰瘍・MLP・びまん・混合型の 5 型に分類される[1]．潰瘍型はもっとも多くみられ，狭窄・非狭窄・動脈瘤の 3 型に亜分類される．非狭窄型は病変部腸管が明らかな狭窄も拡張も示さないもの，動脈瘤型は非病変部に対し病変部腸管が明らかに拡張したもので，いずれも腸管リンパ腫の典型像とされる．狭窄型では癌との鑑別が問題となるが，送気による伸展性が良好であることや，病変境界部が比較的なだらかであることが鑑別の一助となる．隆起型では，MALT リンパ腫や DLBCL の頻度が高く，MLP 型は広範囲にわたり無数の隆起性病変を呈するもので，濾胞性リンパ腫（症例55, p.184）とマントル細胞リンパ腫（症例56, p.186）が多い．びまん型は，明瞭な腫瘤や潰瘍を形成せず，びまん性に皺襞の腫大を認めるもので NK/T 細胞リンパ腫と IPSID（immunoproliferative small-intestinal disease）に特徴的である．

Ⅲ．十二指腸 gastrointestinal stromal tumor（GIST）─概説

小さな壁内結節のような形態から大型のごつごつした腫瘤を形成し，壁外へ大きく発育するものまである．時に有茎性の場合もある．大型の病変では潰瘍や出血，嚢胞性変化を伴う．GIST（症例61, 62, p.196～199）は腫瘍径や細胞増殖能などの指標を組み合わせたリスク分類が行われる．腫瘍径と核分裂像を組み合わせた Fletcher 分類，発生部位も考慮に入れた Miettinen 分類，さらに腫瘍被膜破裂症例を高リスクとした modified Fletcher 分類がある（**表3**）[2]．また，世界の多数症例の GIST の予後調査から最大腫瘍径と核分裂像数・部位・腫瘍被膜破裂の有無を指標として作成された Contour maps は再発の頻度を具体的に説明できる連続的な指標として評価されている[3]．

Ⅳ．十二指腸 neuroendocrine tumor（NET/carcinoid）─概説

WHO では 2000 年に，1907 年以来使用されていた carcinoid の名称をやめ，neuroendocrine tumor（NET）の名称を初めて使用した．その後，2010 年の改訂では[4]，消化管 NET を NET G1，NET G2，neuroendocrine carcinoma（NEC），mixed adenoneuroendocrine carcinoma（MANEC），hyperplastic and preneoplastic le-

表3 GISTの modified Fletcher 分類

リスク分類	腫瘍径(cm)	核分裂像(/50HPFs)	原発部位
超低リスク	≤ 2.0	≤ 5	−
低リスク	2.1〜5.0	≤ 5	−
中リスク	≤ 5.0 5.1〜10.0	6〜10 ≤ 5	胃
高リスク	− >10.0 − >5.0	− − >10 >5	腫瘍破裂あり −
	≤ 5.0 5.1〜10.0	>5 ≤ 5	胃以外

〔文献2)に基づく〕

表4 十二指腸 NET—AJCC/UICC の TNM 分類

TX	原発腫瘍未評価	NX	所属リンパ節未評価	MX	遠隔転移未評価
T0	原発腫瘍を認めない	N0	所属リンパ節転移なし	M0	遠隔転移なし
T1	癌が粘膜固有層か粘膜下層に浸潤し，かつ≤1cm	N1	所属リンパ節転移あり	M1	遠隔転移あり
T2	癌が固有筋層に浸潤，または>1cm				
T3	癌が膵または膵周囲脂肪織へ浸潤				
T4	癌が漿膜を超える，または他臓器に浸潤				

Stage	T	N	M
I	T1	N0	M0
II A	T2	N0	M0
II B	T3	N0	M0
III A	T4	N0	M0
III B	Any T	N1	M0
IV	Any T	Any N	M1

〔文献5)に基づく〕

sions の五つに分類した．核分裂像，Ki67 指数によって以下のように規定される．

NET G1：<2/10 high power fields (HPF), and/or ≤ 2% Ki67 index
NET G2：2〜20/10HPF, and/or 3〜20% Ki67 index
NEC：>20/10HPF, and/or >20% Ki67 index

　NET の進行度分類には，ENETS または AJCC/UICC の TNM 分類も併用されるが両者は異なっている（**表4**）[5]．
　十二指腸 NET/carcinoid は，消化管 NET の 6〜8%を占め，6 割がガストリノー

マ，2割がソマトスタチノーマと報告される．散発性のガストリノーマの約40～50％は Zollinger-Ellison 症候群を呈する．

Multiple endocrine neoplasia type 1(MEN1)に伴う消化管 NET は約10％とされる．MEN1 でみられる十二指腸 NET の特徴は，多発性，小病変，肝転移の頻度が散発性に比べて高いこととされる．多発例，再発性，ガストリノーマ，若年のインスリノーマ，高カルシウム血症の併発，MEN1 関連腫瘍の家族歴を有する場合には MEN1 を疑う必要がある[6]．

内視鏡像は，表面平滑で類円形，無茎性の SMT 様隆起を呈する．色調は黄色調や正色調．増大に伴い中心陥凹や潰瘍形成を伴う．表面の血管拡張像は比較的よくみられる．臨床的にはほとんど無症状で，健診などを契機に発見されることが多い．

消化管 NEC は進行した状態で発見されることが多く，2型，3型進行癌の形態をとることが多い．隆起部には SMT 様の要素を認める場合が多い．進行した状態では，出血や狭窄，閉塞性黄疸を呈する．

文　献

1) 中村昌太郎，松本主之：消化管悪性リンパ腫の診断と治療．Gastroenterol Endosc　2014；56：3599-3606

2) Joensuu H: Risk stratification of patients diagnosed with gastrointestinal stromal tumor. Hum Pathol　2008; 39: 1411-1419

3) Joensuu H, Vehtari A, Riihimäki J, et al: Risk of recurrence of gastrointestinal stromal tumour after surgery: an analysis of pooled population-based cohorts. Lancet Oncol 2012; 13: 265-274

4) Bosman F, Carneiro F, Hruban R, et al: WHO Classification of Tumors of the Digestive System, 4th ed. 2010, 13-14, IARC press, Lyon

5) Union for International Cancer Control: TNM Classification of Malignant Tumours, 8th edition. 2017, John Wiley & Sons, UK

6) 日本神経内分泌腫瘍研究会(JNETS)膵・消化管神経内分泌腫瘍診療ガイドライン作成委員会 編：膵・消化管神経内分泌腫瘍(NET)診療ガイドライン(第1版)．2015，金原出版，東京

（角嶋直美）

column 十二指腸上皮内腫瘍に対する内視鏡治療

　十二指腸病変の内視鏡治療に関しては一定の適応基準はなく，偶発症の報告も多い[1),2)]．原因として深部十二指腸における内視鏡操作の不安定性や解剖学的な壁の薄さ，胆汁・膵液の影響などがあり容易には解決困難である．術中穿孔の多くは術前生検による線維化の存在に起因し，内視鏡診断の向上により不要な生検を減らすことで穿孔率を改善できる可能性がある．これに対し，遅発穿孔に対する対策は確立されていない．しかし，術中の過度の止血通電，筋層損傷が遅発穿孔の主たる原因であり，術中操作が重要であろう．加えて，膵液，胆汁の曝露も遅発穿孔の危険因子と考えられる．対策として蛋白酵素阻害薬やオクトレオチド酢酸塩の投与，endoscopic nasobiliary drainage(ENBD)，endoscopic nasopancreatic drainage(ENPD)が有効との報告がある．切除後潰瘍の防御策として金属クリップを用いた粘膜縫合も有用であるが完全な対策ではない．さらに確実な切除後潰瘍縫合術としてOver-The-Scope Clip(OTSC® ; Ovesco Endoscopy, Tübingen, Germany)が有用との報告もある．ほかにも，ポリグリコール酸を材料とした吸収性縫合補強材(NEOVEIL, Gunze Co., Kyoto, Japan)を潰瘍底に貼付しフィブリン糊(Beriplast P® Combi-Set, CSL Behring Pharma, Tokyo, Japan)で固定する方法も報告されている．

　一方，切除方法も新たな工夫がみられる．cold snare polypectomyは非通電下に行われる手技のため遅発穿孔対策として理にかなっている．しかしながら切除できる病変径には限界がある．under water EMRは浸水下に手技を行うことで送気による腸管の過伸展を避け，さらに病変が内腔に浮くように膨隆するためスネアリングも容易となる．外科内視鏡合同手術の報告も散見される．腫瘍の腹腔内露出，撒布の危険性などが指摘されていたが，ESD/EMRを施行した後に外科的に切除後潰瘍を漿膜筋層側より縫合する，またはEVLを用い内視鏡的に全層切除と外科的縫合[3)]を行うことにより病変の腹腔内露出を避けることで低侵襲かつ内視鏡単独に比し安全な治療が期待される．

文　献

1) Yamamoto Y, Yoshizawa N, Tomida H, et al：Therapeutic outcomes of endoscopic resection for superficial non-ampullary duodenal tumor. Dig Endosc　2014；26(Suppl 2)；50-56
2) 小野裕之，貝瀬　満，野中　哲，他：十二指腸非乳頭部腫瘍に対する内視鏡治療と偶発症の現状．胃と腸 2016；51：1585-1592
3) Oohata K, Nonaka K, Sakai E, et al：Novel technique of endoscopic full-thickness resection for superficial nonampullary duodenal neoplasmas to aviod intraperitneal tumor dissemination. Endosc Int Open　2016；4：E784-787

（遠藤昌樹）

第1章　総論

5 十二指腸疾患の病理による鑑別診断

　十二指腸疾患の病理組織分類に基づく鑑別診断の概要を提示し，ポイントを解説する．生検で何がわかるかを把握し，上手く生検を利用することによってより正確な診断に生かしていただくことが本章の目的である．

　十二指腸病変の診断は内視鏡所見でかなり絞ることができるため，生検診断の役割は腫瘍性か否かの確認が主で，腫瘍性の場合は良悪性を含めた組織型の評価を行う．ただし十二指腸に特有な腫瘍が存在する一方，十二指腸腫瘍分類は十分整理されてはいない点もあり，病理診断上問題が生じることがある．

　非腫瘍性，とくに炎症性病変の生検では，非特異的な所見のみで診断に迫ることができないことも多いが，一方で疾患特異的・特徴的な所見，すなわち診断的価値の高い組織変化がみられる疾患が少なくないため，これらを把握しておくことが重要である．

　共通して重要な点は，病理医は臨床像や内視鏡所見を含めて生検診断を行っていることを忘れずに十分な情報提供をしていただくことで，簡単でよいので内視鏡所見と内視鏡的鑑別診断を最低限記載し，可能な限り症状，既往歴，家族歴，服薬・治療歴など診断の鍵になりうる情報も教えていただきたい．

I．正常粘膜構造

　粘膜の基本構築は小腸全般に共通し，絨毛（指状，尾根状に突出した部分）と深部の陰窩（管状の窪んだ部分）で構成される（**図1a**）．これに加え，球部から下行部の主乳頭部付近までにはBrunner腺が存在する．Brunner腺は粘膜下層を主座とする腺構造で，粘膜深部にも2～3腺管程度までは正常でもよくみられる（**図1b**）．

　構成細胞ごとに見ると，絨毛を縁取る上皮（絨毛辺縁上皮）の大部分は表面に明瞭なbrush borderを有する吸収上皮細胞からなり，粘液を貯留した杯細胞が介在する．陰窩ではこれらに加え，底部を主体に好酸性（赤い）粗大顆粒状の細胞質を有するPaneth細胞，および円形核とより微細な顆粒状細胞質を有する内分泌細胞が分布する．

　絨毛辺縁上皮の吸収上皮細胞には吸収した脂肪分が細胞質内に貯留することがあり，内視鏡で絨毛の白色化として認識される（**図2a, b**）．中華料理など油分の多

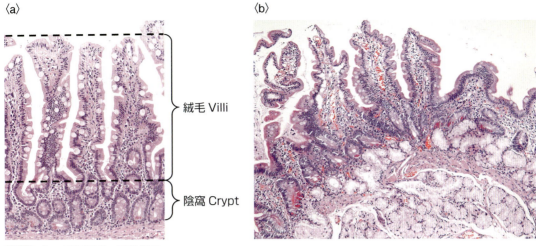

図1 十二指腸粘膜の正常構造
a：空腸や回腸と同様，基本構造は絨毛と陰窩(Lieberkühn 腺)である．
b：乳頭部より近位側では粘膜下層〜粘膜深部に Brunner 腺が分布している．

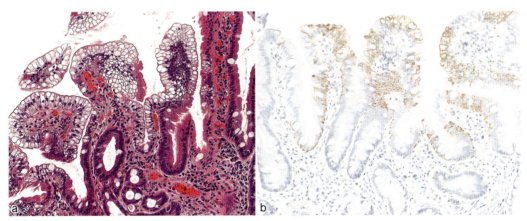

図2 絨毛辺縁上皮への脂肪貯留
a：吸収上皮細胞内に脱脂操作により脂肪滴の抜けた淡明空胞状の変化がみられる．
b：脂肪滴のマーカーとなる Adipophilin 免疫染色で陽性となり，脂肪の貯留であることが確認できる．

い食後に生理的にみられるほか，吸収上皮細胞内のカイロミクロンの合成・分泌過程の遅延による可能性なども推定されており，腺腫をはじめ腫瘍でもみられる所見である(症例26 27 29 30 32 35 38 39 45 53)．

II．上皮性腫瘍

1 腸型が多いが，近位側に胃型，乳頭部では胆膵型も好発

良性は腺腫，悪性は腺癌，そしてさまざまな悪性度を示す内分泌細胞腫瘍(総論3参照)に大きく分けられる(表1)．転移性癌も経験されるが，十二指腸の場合は膵癌や胃癌，大腸癌などからの直接浸潤や播種を経験することが多く，血行・リンパ行性転移は全身転移をきたした剖検例で見る例がほとんどである(症例66〜68)．

表1 十二指腸の上皮性腫瘍の組織型分類

腺腫	腸型腺腫（全域）	管状，管状絨毛状，絨毛状
	胃型腺腫（球部〜下行部）	腺窩上皮型，幽門腺/Brunner腺型，Inverted cystic tubulovillous adenoma involving Brunner's glands
	Noninvasive pancreatobiliary papillary neoplasm*（乳頭部）	
腺癌	通常型	腸型，胃型（乳頭部外） 腸型，胆膵型（乳頭部）
	まれな組織型	粘液癌 印環細胞癌 腺扁平上皮癌/扁平上皮癌 髄様癌 肝様腺癌 胎児消化管上皮類似型腺癌 未分化癌 その他
内分泌細胞腫瘍	カルチノイド（Neuroendocrine tumor） 内分泌細胞癌（Neuroendocrine carcinoma） Mixed adenoneuroendocrine carcinoma	G1, G2, G3 Large cell type Small cell type

＊：low-grade, high-grade に分けられ，後者は上皮内癌を含む

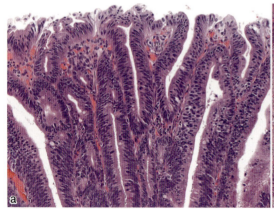 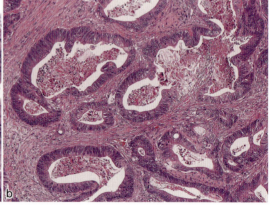

図3 十二指腸の腸型腫瘍
a：腸型管状腺腫．大腸腺腫と同様の組織像で，細長く偽重層化を示す核をもった高円柱状細胞で構成される．
b：腸型腺癌．一般的な大腸癌と同様の組織像で，内腔に debris のみられる不正な管状増殖を示す．

　　十二指腸のなかでも部位による構成細胞の違いを反映し，発生する腫瘍のタイプに特徴がある．すなわち，腸型上皮は十二指腸全体に存在するため，腸型の腺腫，腸型の腺癌がおもな組織型である（**図3a, b**）．近位側では十二指腸特有のBrunner腺が存在し，また胃型の上皮化生や異所性胃粘膜をしばしば生じるため，この部位には胃型の腺腫，胃型の腺癌が好発する（**図4a, b**）[1]．そして乳頭部では胆膵型上皮が存在するため胆膵型の腫瘍が発生する（**図5**）．腸型腫瘍では大腸と同様に

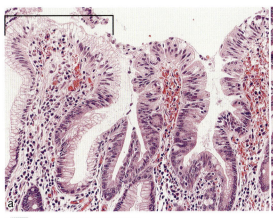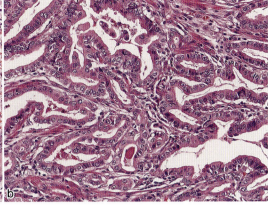

図4 十二指腸の胃型腫瘍
a：胃型腺腫．腺窩上皮に類似した上皮内腫瘍で，日本ではこの程度の異型でも腺癌と診断されることもある．胃腺窩上皮化生（☐部分）を背景に認められることが多い．
b：胃型腺癌．腸型（図3b）と比較すると，核が類円形で丈もやや低く，またしばしば乳頭状構造を示す点が特徴．細胞質の好酸性が強い例もある．

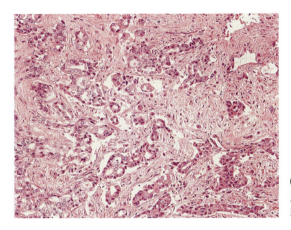

図5 乳頭部の胆膵型の腺癌
腸型や胃型に比して，より小型な腺管を形成し，線維性間質が多く，丈の低い細胞からなることが特徴．

adenoma-carcinoma sequence が存在し，家族性大腸腺腫症ではそういった腸型腫瘍が発生する．また胃型では，胃腺窩上皮化生/異所性胃粘膜，胃型腺腫，胃型腺癌には共通の GNAS/KRAS 変異がみられることが報告されており，少なくとも胃型腫瘍の一部はこうした多段階の発癌経路が存在するものと思われる[2]．

それぞれの型で，遺伝子異常や遺伝子発現プロファイルが異なることがわかってきており，また癌では腸型の癌が胃型や胆膵型の癌より悪性度が低い傾向が報告されている[1, 3]．個別化医療に向けて治療標的薬の適応なども含め今後さらに検討が必要な分野である．

2 上皮性腫瘍における病理診断の問題点

1）腸型腺腫の診断基準

日本では腸型腺腫の診断基準が胃と大腸で異なることが知られている．一般には大腸のほうが腺腫とする病変の範囲が広く，胃ではその幅が狭い．たとえば大腸で高度異型腺腫と診断されるような病変のほぼすべては，胃では高分化管状腺癌と診

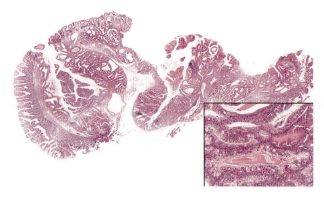

図6 十二指腸の胃型上皮内腫瘍
SM を主座とする腫瘍であるが，圧排性，内反性発育を示し，浸潤像は明らかでない．細胞異型も比較的軽度(inset)．Neoplasms of uncertain malignant potential とする意見もある．

断される．十二指腸では胃と大腸どちらの基準を用いるのが適切か？ 筆者は大腸病変にほぼ準じた基準で十二指腸の腸型上皮内病変を診断しているが，病理医によっては胃病変に準じてより癌の診断基準を広くとっているという意見もある．治療方針決定上重要な点なので，今後はガイドラインや「十二指腸癌取扱い規約」を作成し，診断の均質化をはかる必要がある．

2) 胃型上皮内腫瘍の分類

十二指腸の近位側には粘膜下層に Brunner 腺が存在するため，Brunner 腺に関連した特有の胃型上皮内腫瘍が存在する．すなわち，複雑な分岐や乳頭状構造を示すが，細胞異型は比較的軽度で明らかな癌といえる細胞異型や浸潤像を示さない腫瘍で，Brunner 腺内に進展するためしばしば SMT 様の形態を示す(図6)．ただし，SM を主座に病変が存在しても，真の間質浸潤とは異なるため，必ずしも SM 浸潤を意味しないことに注意が必要である．こういった胃型腫瘍には，幽門腺腺腫/Brunner 腺腺腫(症例22)，inverted cystic tubulovillous adenoma involving Brunner's gland of duodenum(症例40)などと診断されるものも含まれる一方，腺癌と診断されてきた例も少なくないと考えられる．こうした胃型病変に対し，悪性度不明の十二指腸病変("Duodenal neoplasms of uncertain malignant potential")などの名前も提唱されているが[4]，組織分類や深達度の記載方法などを整理することが今後の課題で，適切な治療ガイドラインを示す必要がある．

Ⅲ．非上皮性腫瘍

他の消化管と同様の間葉系腫瘍，リンパ腫が発生する(表2)．もっとも重要なのは GIST で，これについては別項を参照されたい(総論4，症例61 62)．ここでは十二指腸(〜小腸)に特徴的なリンパ腫で最近 update された項目について触れる[5]．

1 十二指腸型濾胞リンパ腫(Duodenal-type follicular lymphoma)(症例55)

十二指腸下行部の白色顆粒状病変として偶然発見されることが多い．組織学的には low-grade の典型的な濾胞リンパ腫であるが，濾胞樹状細胞の分布が濾胞全域でなく辺縁部に限局する，びまん性大細胞型 B 細胞リンパ腫(DLBCL)への transformation はまれであるなどの特徴があり，また臨床的にも限局性でリンパ節病変を欠き，予後は非常に良好な点など，通常の濾胞リンパ腫とは異なった特徴がある

表2 十二指腸の非上皮性腫瘍の鑑別診断

間葉系	GIST 脂肪性：脂肪腫，脂肪腫症，脂肪肉腫 血管系：血管腫，リンパ管腫，カポジ肉腫 平滑筋性：平滑筋腫，平滑筋肉腫 など 神経系：神経鞘腫，gangliocytic paraganglioma，ganglioneuroma，neurofibroma， 線維芽細胞性：inflammatory fibroid polyp，mesenteric desmoid fibromatosis など その他
リンパ腫	B細胞性：（十二指腸型）濾胞性リンパ腫，マントル細胞リンパ腫，MALTリンパ腫， 　　　　　DLBCL，Burkittリンパ腫 など T・NK細胞性：非特定型末梢性T細胞リンパ腫(PTCL-NOS)，鼻型NK/T細胞リンパ腫， 　　　　　　　MEITEL，EATL など
その他	メラノーマ，転移性

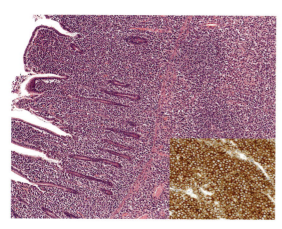

図7 Monomorphic epitheliotropic intestinal T-cell lymphoma
単調な小型〜中型T細胞増殖からなり，粘膜内ではlymphoepithelial lesion様の上皮内浸潤を示す．EATLと異なりCD8+/CD56+を示す(insetはCD56免疫染色)．

ため，最新のWHO分類(2017年)では独立した項目として掲載されている．

2 Enteropathy-associated T-cell lymphoma(EATL)

通常はセリアック病に関連して発生するT細胞リンパ腫で，これまではEATL type Ⅰと呼ばれていた．中から大型の異型リンパ球浸潤からなるaggressive lymphomaであり，多くはCD8－/CD56－を示す．日本では非常にまれである．

3 Monomorphic epitheliotropic intestinal T-cell lymphoma(MEITEL)

以前はEATLのtype Ⅱとされていたが，セリアック病とは関連がなく，日本ではこちらのほうが多い．遺伝子異常やCD8+/CD56+などの点でも通常型EATLと異なるため，最新のWHO分類では上記の名前で独立項目となった．比較的小型で単調なT細胞増殖からなる(図7)．

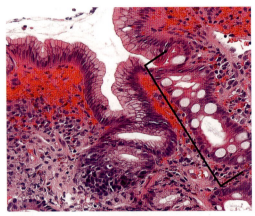

図8 消化性十二指腸潰瘍周囲の粘膜
絨毛構造は消失し，胃腺窩上皮化生を示す．十二指腸本来の陰窩（☐部）の吸収上皮細胞や杯細胞とは異なる，明るい細胞質を有する胃腺窩上皮細胞からなっている．

表3 十二指腸の腫瘍様病変の鑑別診断

過形成	Brunner 腺過形成 過形成性ポリープ（胃腺窩上皮型）
化生	胃腺窩上皮化生
異所性組織	異所性胃粘膜 異所性膵
過誤腫	Peutz-Jeghers ポリープ 若年性ポリープ Cronkhite-Canada ポリープ
その他	静脈瘤 黄色腫 サルコイドーシス リンパ濾胞過形成 十二指腸重複症

Ⅳ．腫瘍類似病変

　頻度が高いのは Brunner 腺過形成（症例5），胃腺窩上皮化生および過形成（症例2），異所性胃粘膜である．胃腺窩上皮化生は典型的には消化性の十二指腸粘膜傷害時に，高酸状態への適応反応として生じると考えられるが，その他の炎症性疾患などでも出現する（図8）．過形成を伴うとポリープ状隆起として認識される．さらに他の消化管と同様の過誤腫，異所性組織などが発生する（表3）．過誤腫では発癌リスクが上がるため経過観察が必要となる（症例70, 32）．

Ⅴ．炎症性疾患の鑑別診断

　非腫瘍性病変は意外と生検が有用なことが多い．内視鏡的に異常所見が乏しくてもランダム生検を行うと組織学的に診断的価値のある所見が得られる場合がある．各論でも何度か指摘されているように，内視鏡で見えにくい十二指腸病変の存在が考慮される患者に対しては，まず生検をしてみることをお勧めしたい．
　十二指腸の炎症性疾患でもっとも多いのは，消化性十二指腸炎（潰瘍）とそれに続発する *Helicobacter pylori*（*H. pylori*）十二指腸炎（図9a, b）で，そのほか，他の消化管と同様に感染性，炎症性腸疾患（IBD），全身性疾患関連，および医原性といった多数の疾患が挙げられる（表4）．
　感染性では Whipple 病（症例21）やランブル鞭毛虫症（症例19）などまれながら十二指腸でみられやすいものがある．その他の感染症も含め，生検は病原体の検出に有用であるが，海外渡航歴や免疫不全状態などの臨床情報の下でそれを疑って観察しないと見つからないものが多いので，少しでも疑われたら積極的に臨床的鑑別診断として挙げて生検を実施することが望ましい．
　IBD ではクローン病における肉芽腫性炎症（図10）が重要であるが，潰瘍性大腸炎でも 10％ までの頻度で大腸と類似した慢性活動性十二指腸炎が発生する点にも

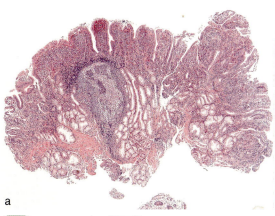
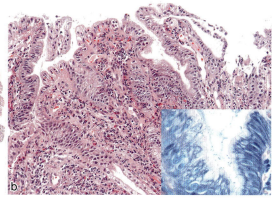

図9 *H. pylori* 十二指腸炎
a：弱拡大では絨毛構造はほぼ消失，粘膜内に密な炎症細胞浸潤がみられる．粘膜下層の Brunner 腺の炎症は乏しいが，リンパ濾胞形成を示す．
b：上皮への好中球浸潤を伴う活動性炎症がみられ，胃腺窩上皮化生部では多数の *H. pylori* が認められる（inset，Giemsa 染色）．

表4 十二指腸の炎症性疾患の鑑別診断

消化性	胃腺窩上皮化生を伴う十二指腸炎，潰瘍，狭窄 Zollinger-Ellison syndrome
感染性	細菌性：*H. pylori*，Whipple 病，結核，非定型抗酸菌，梅毒など 真菌性：カンジダ，アスペルギルスなど ウイルス性：腸炎ウイルス，サイトメガロウイルス（CMV），adenovirus，水痘・帯状疱疹ウイルス（VZV）など その他：ランブル鞭毛虫，糞線虫，アニサキス，住血吸虫など
IBD	クローン病，潰瘍性大腸炎
全身性疾患の十二指腸病変	celiac 病，自己免疫性腸炎，好酸球性腸炎，血管炎，虚血性腸炎，皮膚炎関連，IgG4 関連（自己免疫性膵炎，硬化性胆管炎含む），アミロイドーシスなど
医原性	特異的・特徴的所見のみられる例 タキサン系抗癌剤・コルヒチン：Ring mitosis，apoptosis GVHD：apoptosis ケイキサレート／カリメート，セベラマー：特徴的結晶 鉄剤：鉄沈着，偽メラノーシス 抗癌剤，放射線：上皮の変性・再生性異型 非特異的所見を示す例 NSAIDs，塩化カリウムなど：十二指腸炎，びらん，潰瘍

注意が必要である．十二指腸生検が重要な疾患には celiac 病（図11）があるが，日本で診ることはまれである．

医原性病変の診断には治療・服薬歴の情報が欠かせないが，表4のような特徴的所見で診断可能な例もある．とくに抗癌剤や放射線治療などでは上皮にかなりの異型が出現しうるため，その情報がないと癌と誤診されかねないので，癌患者の治療内容については必ず記載が必要である（図12）．

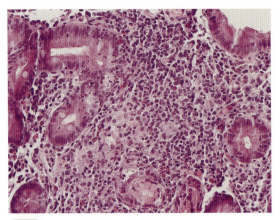

図10 クローン病の十二指腸炎
粘膜固有層の密なリンパ球，形質細胞浸潤，陰窩炎に加え，類上皮細胞肉芽腫形成がみられる．

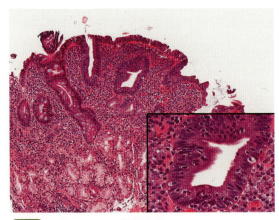

図11 celiac 病十二指腸病変
絨毛構造は消失し，粘膜固有層に加え，上皮内リンパ球浸潤が目立つことが特徴（inset）．

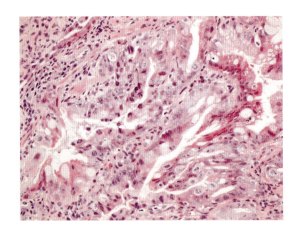

図12 抗癌剤治療中の十二指腸炎
胃癌に対するパクリタキセル投与中患者，十二指腸びらんから生検．タキサン系抗癌剤では，mitosis arrest により無数の核分裂像がみられ，かなりの上皮の異型が強く見えることがあり，生検では癌と誤診される可能性がある．

文献

1) Ushiku T, Arnason T, Fukayama M, et al: Extra-ampullary duodenal adenocarcinoma. Am J Surg Pathol 2014; 38: 1484-1493
2) Matsubara A, Ogawa R, Suzuki H, et al: Activating GNAS and KRAS mutations in gastric foveolar metaplasia, gastric heterotopia, and adenocarcinoma of the duodenum. Br J Cancer 2015; 112: 1398-1404
3) Kimura W, Futakawa N, Yamagata S, et al: Different clinicopathologic findings in two histologic types of carcinoma of papilla of Vater. Jpn J Cancer Res 1994; 85: 161-166
4) Hida R, Yamamoto H, Hirahashi M, et al: Duodenal neoplasms of gastric phenotype: an immunohistochemical and genetic study with a practical approach to the classification. Am J Surg Pathol 2017; 41: 343-353
5) Swerdlow SH, Campo E, Pileri SA, et al: The 2016 revision of the World Health Organization classification of lymphoid neoplasms. Blood 2016; 127: 2375-2390

（牛久哲男）

column 十二指腸の〈取扱い規約〉がないことの問題点

　消化器系のほとんどの癌に〈取扱い規約〉や〈ガイドライン〉があるが，十二指腸と小腸に関するものはいまだにどちらも作成されていない．これは消化管悪性腫瘍において十二指腸を含む小腸の悪性腫瘍はわずか1～2%の頻度であることも要因の一つと思われる．

　しかしながら，小腸悪性腫瘍において十二指腸はもっとも頻度が高く，最近の実臨床においてもスクリーニング目的の内視鏡検査で偶然発見される十二指腸病変は増加しており，さらに十二指腸病変をテーマにした学会・研究会も行われているため，その〈取扱い規約〉や〈ガイドライン〉が求められている．

　通常，〈取扱い規約〉は，病変部位，肉眼型，組織型など病変の状態を表現する基本的な取り決めであり，〈ガイドライン〉は標準的とされる診断・治療を中心とした診療の指針であるため，十二指腸，小腸については，まずは〈取扱い規約〉の作成が必要である．

　小腸癌のステージ分類については，UICC(Union for International Cancer Control)のTNM分類が一般的であり，それには十二指腸も含まれるので，本書でも一部の症例でUICCの分類を記載した．しかし肉眼型などの取り決めは含まれていないため，本書では十二指腸腫瘍の肉眼型を〈大腸癌取扱い規約〉に準ずる記載とした．

　しかし早期癌型の肉眼型を示す進行癌例において，そのような病変に対する取り決めが大腸癌の規約にはなかったため，〈胃癌取扱い規約〉を適用した症例もあった．

　このように病変の状態を表現する方法が統一されていなければ，診断・治療の比較検討も難しく，〈ガイドライン〉の作成に支障をきたすため，まずは早急に〈取扱い規約〉の制定が望まれる．

(山本頼正)

第2章

疾患別症例アトラス

◆非腫瘍性病変

1 十二指腸異所性胃粘膜

(遠藤昌樹, 永塚　真, 川崎啓祐)

疾患概念

　Lessellsら[1]は異所性胃粘膜をその組織像より，①胃表層上皮のみの化生によるもの，②幽門腺に壁細胞やまれに主細胞を混じるもので，迷入より化生と考えるもの，③胃底腺を伴う真の迷入によるものに分類し，③が狭義での異所性胃粘膜としている．中井ら[2]は内視鏡所見を4型に分類し，組織との対比を行っている．すなわち，①半球状の小隆起が散在するもの（球状隆起散在型），②平盤状隆起が集簇したもの（集簇隆起型），③隆起の表面にびらんを伴うもの（びらん隆起型），④微細顆粒が散在するもの（顆粒隆起型）である．集簇隆起型は狭義の異所性胃粘膜，びらん隆起型と顆粒隆起型は胃化生にみられる内視鏡所見であった．球状隆起散在型は両方にみられ内視鏡観察だけでは鑑別困難である．拡大内視鏡所見では絨毛構造に乏しく，胃腺窩上皮に酷似したドーナツ模様や胃小溝模様がみられ診断にきわめて有用である[3]．

文献
1) Lessells AM, Martin DF：Heterotopic gastric mucosa in the duodenum. J Clin Pathol　1982；35：591-595
2) 中井久雄, 田辺　聡, 小泉和三郎, 他：胃型被覆上皮を伴った十二指腸隆起性病変の診断. 胃と腸　2001；36：1499-1506
3) 遠藤昌樹, 松本主之, 菅井　有：十二指腸腫瘍の診断と治療. Gastroenterol Endosc　2015；56：3763-3774

●症例1

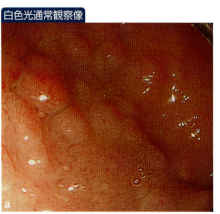

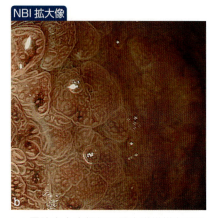

a：球部前面に平盤状小結節が集簇する所見を認める．

b：胃腺窩上皮類似の胃小溝模様を認める．

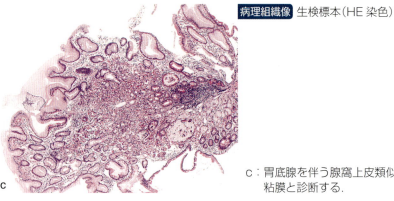

病理組織像　生検標本（HE染色）

c：胃底腺を伴う腺窩上皮類似の所見で異所性胃粘膜と診断する．

●症例2

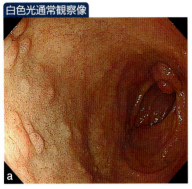
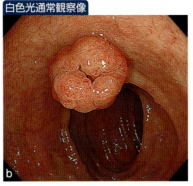
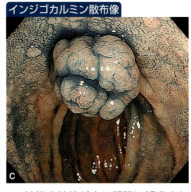

a：球部に散在する小隆起と上十二指腸角に軽度発赤調の隆起性病変を認める.
b：軽度発赤調で結節を有する隆起性病変を認める. 上皮性腫瘍に特徴的な絨毛の白色化は認められない.
c：結節の性状がより明瞭に観察される.

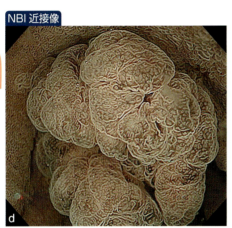
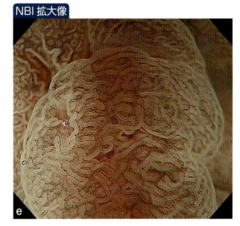

d：胃腺窩上皮に酷似した胃小溝模様が観察される.
e：腺窩辺縁上皮に相当する白色部が強調観察される.

病理組織像 生検標本

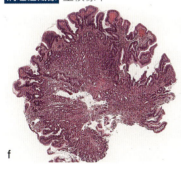
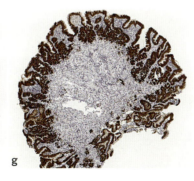

f：HE染色. 軽度の過形成性変化を伴う腺窩上皮に覆われ, 粘膜深層には胃底腺組織を認める.
g：免疫染色像. 胃型粘液形質を示すMUC5ACが陽性である.

読影ポイント
- 隆起部の胃腺窩上皮類似表面構造に注目する.
- NBI/BLIにより腺窩辺縁上皮類似の白色部が強調される.
- 内視鏡所見による胃化生との鑑別は困難であるが形態による推察は可能である.

◆非腫瘍性病変

2 十二指腸胃化生

（鳥谷洋右，永塚　真，遠藤昌樹）

疾患概念

　十二指腸胃化生は，胃上皮化生や腺窩上皮化生過形成（foveolar metaplastic hyperplasia）とも呼ばれ，十二指腸絨毛を被覆する上皮が胃の腺窩上皮に置換された病態である[1]．十二指腸炎や十二指腸潰瘍の治癒過程において高い頻度で出現し，高酸状態に対する化生とされている．H. pylori の感染の場としても注目され，潰瘍に加え Brunner 腺の再生・増生との関連も報告されているが未だ不明な点も多い[2]．十二指腸隆起性病変のなかでは発生頻度が高く，異所性胃粘膜との鑑別点として胃底腺は伴わない点が挙げられる．内視鏡所見では，絨毛は萎縮し，胃腺窩上皮に酷似したドーナツ模様や胃小溝模様，幽門腺様表面構造を認め，白色調～発赤を伴う丈の低い小隆起として観察される[3]．症状を呈することはまれであり，基本的に治療は不要である．

文　献
1) 田中三千雄，岩井久和：胃上皮化生によるポリープと異所性胃粘膜によるポリープ—その鑑別を中心に．消化器内視鏡　2015；27：124-132
2) 稲土修嗣：異所性胃粘膜・胃上皮化生．消化器内視鏡　2012；24：1720-1721
3) 遠藤昌樹，松本主之，菅井　有：十二指腸腫瘍の診断と治療．Gastroenterol Endosc　2014；56：3763-3774

●症例

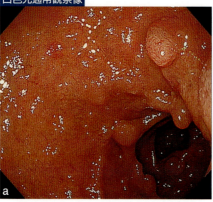

a：球部から上十二指腸角に 5 mm 前後の半球状の小隆起が散在している．

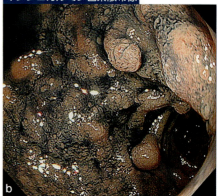

b：インジゴカルミン色素観察では，隆起の境界は比較的明瞭である．

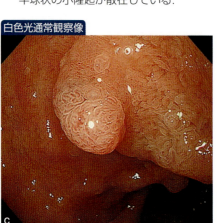

c：隆起部では胃腺窩上皮に類似した表面構造を認める．

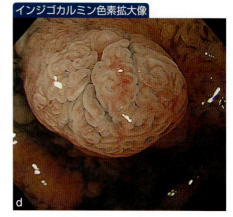

d：インジゴカルミン散布後の拡大観察では胃腺窩上皮様の構造がより明瞭となる．

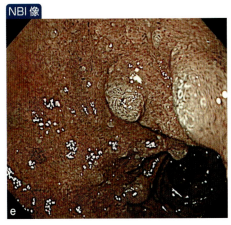
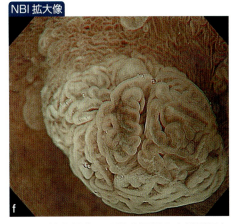

e：NBI 観察では隆起部は周囲に比較して，白色調に認識される．

f：NBI 拡大観察では腺窩辺縁上皮様所見を伴うドーナツ状表面構造が認められる．

病理組織像 生検標本

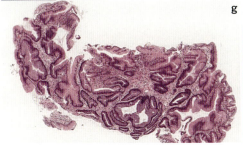
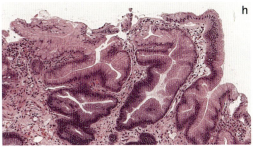

g：生検組織病理像（HE 染色）．腺窩上皮化生粘膜を認める．採取標本には胃底腺組織は認めない．
h：g の拡大像（HE 染色）．胃腺窩上皮化生粘膜を認める．

読影ポイント
- 球部に好発し，多発する扁平〜半球状の小隆起性病変である．
- 胃腺窩上皮に類似した表面構造を呈し，ドーナツ模様や胃小溝模様，幽門腺様表面構造を認める．
- 異所性胃粘膜との鑑別は内視鏡所見のみでは困難である．

◆非腫瘍性病変

3 十二指腸リンパ管拡張

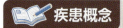

（赤坂理三郎，遠藤昌樹，菅井 有）

疾患概念

　腸リンパ管拡張はリンパ流のうっ滞により腸管粘膜や腸間膜におけるリンパ管に拡張をきたした状態である．リンパ流のうっ滞によりリンパ液は乳び性となり，乳びの中には蛋白，脂肪，リンパ球が含まれている．内視鏡ではうっ滞した乳び性のリンパ液を反映し，散布性白点や白色絨毛，白色小石状所見を呈する．粘膜上皮には異常がないため拡大観察では均一な絨毛辺縁上皮に囲まれた乳び性のリンパ液が確認される．また，粘膜層表層のループ状に蛇行した血管が乳びの白色とコントラストをもって観察される．組織生検時には乳び性リンパ液が肉眼的に観察される場合がある．

　健常人において脂肪摂取4時間後の十二指腸粘膜にリンパ管拡張の所見がみられ，14時間後には消失を確認した報告[1]があり，正常な脂肪吸収の過程でも観察されることがあり，病的意義をもたない場合も多い．

　一方，リンパ管内圧の上昇により，リンパ管壁が破綻し，蛋白を含むリンパ液が腸管内へ漏出すると，吸収不全や低蛋白血症を引き起こす．水溶性下痢，脂肪便，浮腫，腹部膨満といった蛋白漏出性胃腸炎の症状を呈し，典型例では十二指腸粘膜全体が浮腫状となる．原発性のものは先天性リンパ管形成不全・胸管閉鎖があり，二次性のものは悪性腫瘍，フィラリア，収縮性心外膜炎，右心不全，肝硬変等が基礎疾患として挙げられるが，実際の臨床で遭遇するケースはまれである．

文献
1) Femppel J, Lux G, Kaduk B, et al：Functional lymphangiectasia of the duodenal mucosa. Endoscopy 1978；10：44-46

● 症例

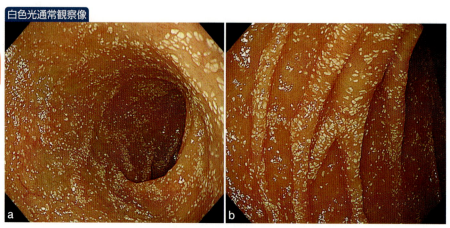

a：通常観察．球部から下行部全体にびまん性に散布性白点を認める．
b：通常観察近接像．一部のKerckringひだは浮腫状に肥厚し，とくにひだ上に白点が集中している．

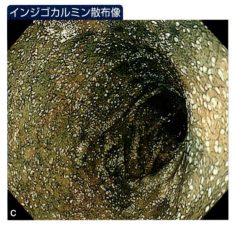

c：白点部に明瞭な凹凸は認めない

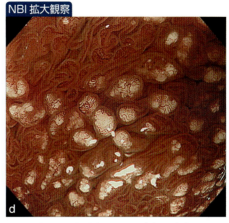

d：腫大した絨毛内にリンパ液の貯留に相当する白色化がみられ，粘膜層表層のループ状に蛇行した血管が観察される．

病理組織像 生検標本

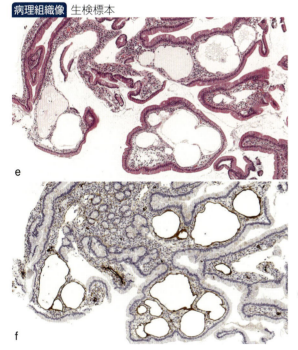

e：HE染色，中拡大像．粘膜上皮直下の間質内に拡張したリンパ管の集簇を認める．
f：D2-40陽性であることから拡張した管腔はリンパ管であることが確認された．

> **読影ポイント**
> - 典型例では十二指腸粘膜全体が浮腫状となる．
> - 散布性白点や白色絨毛，白色小石状所見がみられる．
> - 組織生検時に乳び性リンパ液が観察される場合がある．
> - 上皮性腫瘍とは白色化の機序が異なるためNBI観察でループ状のregular vesselが観察される．

◆非腫瘍性病変

4 十二指腸リンパ濾胞過形成

（赤坂理三郎，遠藤昌樹，上杉憲幸）

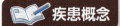
疾患概念

　リンパ濾胞とはBリンパ球と濾胞樹状細胞から成る，細胞が結節性に集中した領域を指し，リンパ小節とも呼ばれる．リンパ濾胞の過形成は十二指腸においてはおもに球部で観察される．リンパ濾胞が多発している状態で，球部の全域に均等に分布し，それぞれの隆起のサイズは1～2mmでほぼ均一である．病的意義は乏しく，経過観察が可能である．鑑別として濾胞性リンパ腫が挙げられるが，局在や分布密度から通常観察で鑑別可能な場合が多い．

文　献
1) 藤倉信一郎，田中三千雄，窪田芳樹，他：十二指腸リンパ小節に関する研究．Gastroenterol Endosc 1981；23：952-959

● 症例1

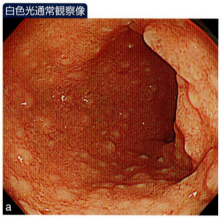

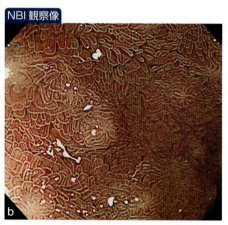

a：十二指腸球部に白色調小隆起が散在している．球部の全域にほぼ均等に分布し，サイズは1～2mm大でほぼ均一である．

b：ごくなだらかなドーム状の隆起を認め，頂部は白色調の領域として認識される．

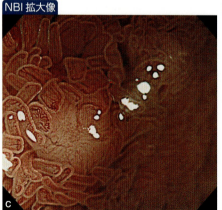

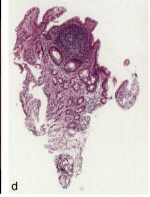

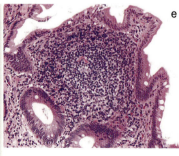

c：ごくなだらかなドーム状の隆起を認め，頂部には絨毛はみられない．頂部には微細な，蛇行した血管を認める．

d：HE染色，弱拡大像．粘膜内にリンパ濾胞を認める．

e：HE染色，中拡大像．粘膜表層は正常粘膜で覆われている．粘膜固有層内に胚中心を有するリンパ濾胞を認める．悪性リンパ腫を疑う所見は認めない．

●症例2

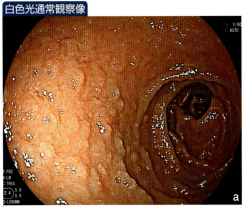

a：十二指腸球部に同色調小隆起が散在している．一部に白色調の部分を認める．球部の全域にほぼ均等に分布し，サイズは 1〜2 mm 大でほぼ均一である．

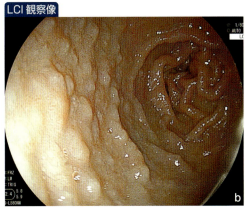
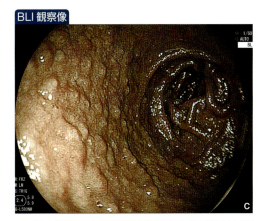

b：LCI 観察．十二指腸球部に小隆起が散在している．炎症性変化は目立たない．

c：BLI 観察．十二指腸球部に小隆起が散在している．小隆起の頂部は白色調の領域として認識される．

> **読影ポイント**
> - 十二指腸では球部に好発し，多発性の小隆起を呈する．
> - ほぼ均等に分布し，同色調から白色調を呈する．
> - 隆起のサイズは 1〜2 mm でほぼ均一である．
> - 隆起の頂部は白色調で，拡大観察では絨毛がなく微細な蛇行血管を認める．

77

◆非腫瘍性病変

5 Brunner 腺過形成

（遠藤昌樹）

疾患概念

　Brunner 腺（ブルンネル腺）は十二指腸粘膜深層から粘膜下層に存在する外分泌腺である．球部でとくに発達しており，肛門側にいくほど小さく，減少する．

　これまで Brunner 腺腫と診断されていた病変の多くは，組織学的に Brunner 腺過形成である．過形成は正常な Brunner 腺と比較しても異型のない腺組織の増殖性病変であり，平滑筋隔壁により分葉構造を呈する Brunner 腺の結節性増生から形成されている[1]．これに対し，味岡ら[2]が提唱した真の Brunner 腺腫とは，正常の Brunner 腺とは明らかに異なる組織異型を示し，組織像と細胞内粘液の特性から Brunner 腺由来と想定される腫瘍性病変である．しかしながら両疾患の鑑別は現在も容易ではない．Brunner 腺過形成は，内視鏡的には球部に好発する無茎ないし有茎性の粘膜下腫瘍様の形態をとることが多く，約 10％に腺開口部を認める．通常は経過観察を行うが，出血例に対する内視鏡治療の報告もある[3]．

文献
1) 遠藤昌樹, 松本主之, 菅井　有：十二指腸腫瘍の診断と治療. Gastroenterol Endosc　2015；56：3763-3774
2) 味岡洋一, 渡辺英伸, 成沢林太郎, 他：十二指腸の腫瘍・腫瘍様病変の病理. 胃と腸　1993；28：627-638
3) Hirasaki S：Pedunculated Brunner's gland hamartoma of the duodenum causing upper gastrointestinal hemorrhage. World J Gastroenterol　2009；15：373

●症例 1

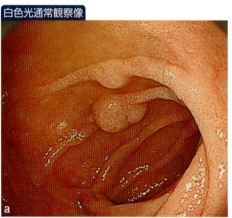

白色光通常観察像

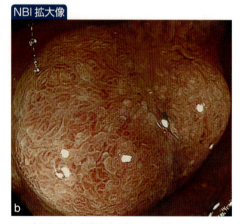

NBI 拡大像

a：上十二指腸角に半円状の粘膜下腫瘍様隆起を認める．

b：表面は絨毛構造を呈している．

病理組織像　生検標本

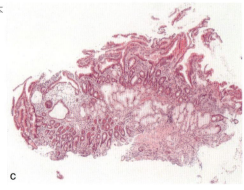

c：生検組織病理像（HE 染色）．粘膜固有層深部に異型のない Brunner 腺の増生を認める．

● 症例 2

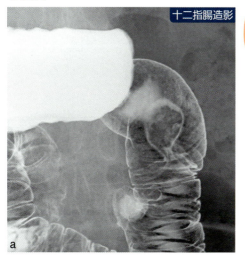

a：下行部に発生した有茎性粘膜下腫瘍様隆起を認める．

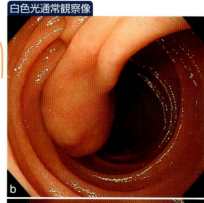

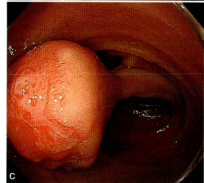

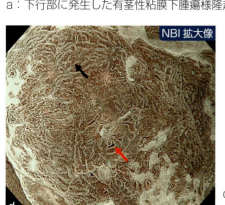

b：茎と頭部に境界は認めず表面は絨毛に覆われている．
c：頂部は対側の十二指腸壁との接触，および Brunner 腺の増大によりびらんを呈し，絨毛構造は消失している．

d：病変頂部に胃腺窩上皮類似の構造（黒矢印部）と粘液の開口部（赤矢印部）を認める．

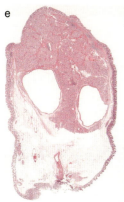
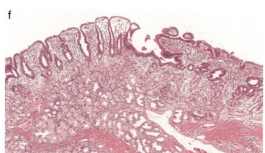

e：病理組織像（HE 染色ルーペ像）．出血例であるため内視鏡的切除を行った．粘膜固有層深部に異型のない Brunner 腺の増生を認める．
f：病変頂部病理組織像（HE 染色拡大像）．Brunner 腺の増生と胃腺窩上皮類似の上皮を認める．

読影ポイント
- 球部に好発し無茎性，亜有茎性の粘膜下腫瘍様の形態を呈することが多い．
- 中心陥凹や腺の開口部を観察できることがある．
- 胃化生を伴うことがあり腺窩上皮類似の所見を認める．
- 表面構造から過形成と腺腫の鑑別は困難である．
- 大型病変では消化管出血の原因となることがある．

◆非腫瘍性病変

6 粘液分泌型ポリープ（Mucus secreting polyp） （鳥谷洋右，遠藤昌樹，松本主之）

疾患概念

粘液分泌型ポリープは，田中ら[1]が1980年に提唱した疾患概念である．大きさは1cm程度の半球状隆起であり，頂点に認められる開口部から透明で粘稠度の高い粘液を分泌することが病変の特徴とされる．開口部の肉眼的形態から，Ⅰ型（ピンホール状の小さい開口部），Ⅱ型（やや大きな開口部を有し内部より粗大絨毛状突起を伴う），Ⅲ型（開口部は大きく浅い平皿状），Ⅳ型（粗大絨毛より成る隆起で中心部に開口部を認める）に分類されている．隆起の表面は小腸上皮に覆われているが，開口部から内腔には胃上皮を有しており，内腔面へBrunner腺が開口している．悪性化の報告はなく，臨床的には治療は不要である[2]．

文献
1) 田中三千雄，藤倉信一郎，斉藤清二，他：十二指腸における粘液分泌型ポリープ（mucus secreting polyp）．Gastroenterol Endosc 1980；22：247-262
2) 遠藤昌樹，松本主之，菅井 有：十二指腸腫瘍の診断と治療．Gastroenterol Endosc 2014；56：3763-3774

●症例1

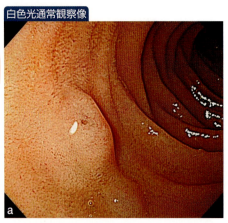
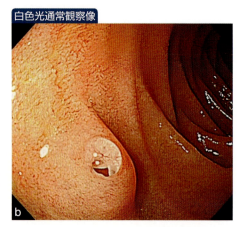

a：球後部前面に5mm大の半球状粘膜下隆起を認める．頂部にピンホール状の開口部を認め，Ⅰ型に相当する．

b：観察中に開口部から透明な粘液の分泌を認めた．

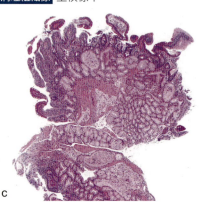

c：生検組織病理像（HE染色）．十二指腸粘膜と粘膜固有層深部に異型のないBrunner腺の増生が認められる．

● 症例 2

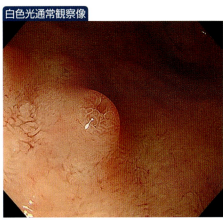

球部前面に 5 mm 大の半球状隆起性病変を認める．開口部はやや大きくⅡ型に相当する．

● 症例 3

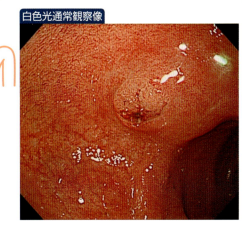

上十二指腸角に半球状の隆起性病変を認め，中心に浅く広い開口部を有しており，Ⅲ型に相当する．

● 症例 4

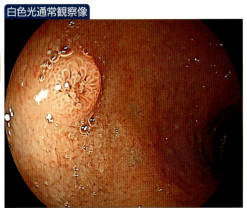

球部前面に粗大絨毛構造を呈する隆起性病変を認める．中心部に明瞭な開口部を伴い，Ⅳ型に相当する．

読影ポイント
- 中心部に開口部を伴う 1 cm 以下の半球状の隆起性病変である．
- 球部に好発し，時に下行部に発生することがある．
- 内視鏡観察下に開口部から粘液の分泌をみることがある．

◆非腫瘍性病変

7 十二指腸異所性膵

（川崎啓祐，遠藤昌樹，松本主之）

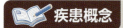 疾患概念

　異所性膵とは，正常膵と解剖学的に連続性を欠き血行支配も異なる部位に存在する膵組織である．背側膵の一部の遺残，あるいは背側・腹側膵原基の融合が不完全な場合に両側膵が残存・迷入する先天奇形であり，本邦における頻度は剖検例の2.5％程度とされる[1]．男女比2：1と男性に多く，De Castro Barbosaら[2]の471例の検討では十二指腸143例（30.3％），胃125例（26.5％），空腸77例（16.3％），回腸27例（5.8％），Meckel憩室内25例（5.3％）と十二指腸の頻度がもっとも高い．消化管検査で偶然発見される無症状例が大部分であり，癌，膵炎，潰瘍，腸重積合併例で腹痛や消化管出血をきたすことがある．Heinrich[3]は異所性膵をⅠ型（腺房細胞，導管，Langerhans島のすべてを有するもの），Ⅱ型（腺房細胞，導管を有しLangerhans島を欠くもの），Ⅲ型（導管と平滑筋線維の増生のみから成るもの）の3型に分類している．このHeinrich分類は広く用いられており，Ⅱ型がもっとも多いとされる．無症状例では経過観察で問題ないが，有症状例に対しては内視鏡，ないし外科的切除が選択される．

文献

1) Nakao T, Yanoh K, Itoh A：Aberrant pancreas in Japan. Review of the literature and report of 12 surgical cases. Med J Osaka Univ　1980；30：57-63
2) De Castro Barbosa JJ, Dockerty MB, Waugh JM：Pancreatic heterotopia；review of the literature and report of 41 authenticated surgical cases, of which 25 were clinically significant. Surg Gynecol Obstet　1946；82：527-542
3) von Heinrich H：Ein Beitrag zur Histologie des sogen. akzessorischen Pankreas. Virchows Arch A Pathol Anat Histopathol　1909；198：392-401

●症例

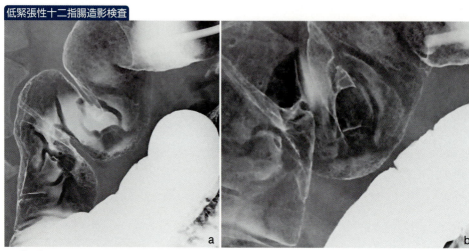

低緊張性十二指腸造影検査

a：十二指腸下行部後壁に10 mm大の隆起性病変を認める．辺縁は平滑であり，ひだ集束像を伴う．
b：十分に伸展してもひだ集束は残存し，線状のバリウム斑を伴っている．

上部消化管内視鏡検査

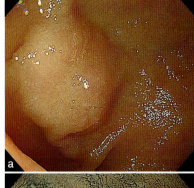

a：通常観察．半球状で正常粘膜に覆われた隆起性病変を認める．
b：色素散布像．ひだ集束像が明瞭となる．
c：隆起の表面に線状陥凹がみられる．

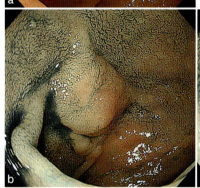
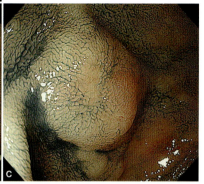

NBI 拡大像

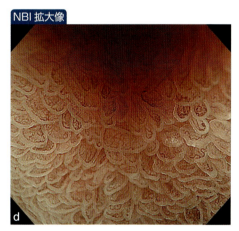

d：NBI 拡大内視鏡検査（隆起中央部）．表面は絨毛状を呈する正常十二指腸粘膜で覆われている．

超音波内視鏡検査

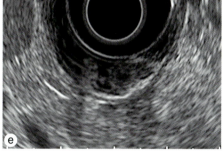

e：第3層の低エコー性腫瘤として描出され，導管と思われる無エコー領域を伴っている．

病理組織像 生検標本

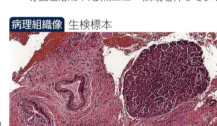

f：膵腺房細胞と拡張した導管を認め，Heinrich Ⅱ型の異所性膵である．

読影ポイント

- 十二指腸球部から下行部が好発部位であり，とくに主乳頭口側に発生する隆起である．
- 半球状，弾性硬の粘膜下腫瘍を呈し，頂部に陥凹を伴うことが多い．
- Kerckring 皺襞の集束像を伴うことがある．
- 超音波内視鏡では第3〜4層に主座を置く低エコー性腫瘤として描出され，膵実質に類似した点状・線状高エコーと導管様の所見がみられる．

◆非腫瘍性病変

8 GVHD

（村井克行，角嶋直美）

疾患概念

　GVHD（graft-versus-host disease）は，ドナーリンパ球が宿主の組織適合抗原を非自己と認識し，免疫学的に攻撃する反応である．消化管GVHDはおもに急性GVHDでみられる．急性GVHDは移植後100日以内に生じるものと定義[1]され，斑丘疹状の皮疹などの皮膚症状が先行することが多く，その後黄疸，悪心・嘔吐，下痢などの症状を呈する．ドナー由来の組織傷害性T細胞による直接傷害と，T細胞由来サイトカインによる組織傷害が原因であり[2]，多くは造血細胞の生着する移植後2～3週間後に発症する．本邦での消化管GVHDの発生頻度は，上部消化管で10～20％，下部消化管で10～30％と報告されている．

　好発部位は，上部では胃，下部では回腸末端～深部結腸とされ，内視鏡所見は，浮腫，発赤，びらん，潰瘍など非特異的である．十二指腸では，絨毛萎縮や浮腫，びらんなどがみられるが，異常を認めないことも多い．内視鏡検査のみによる鑑別は難しく生検診断が重要で，内視鏡的に異常を認めなくても生検診断で診断がつくこともある．適切な生検部位に関しては，①臨床症状，②胃・十二指腸・直腸RSの内視鏡所見，③各部位での生検診断，の3項目に関する後ろ向き比較検討において，内視鏡所見は消化管GVHDの有無と関連せず，直腸RSからの生検は胃・十二指腸よりも高い感度と陰性的中率を示したという報告がある[3]．

　鑑別疾患はサイトメガロウイルスやカンジダなどの感染性腸炎，血栓性微小血管障害症などである．

文献

1) Ferrera JL, Levine JE, Reddy P, et al：Graft-versus-host disease. Lancet 2009；373：1550-1561
2) Terdiman JP, Linker CA, Ries CA, et al：The role of endoscopic evaluation in patients with suspected intestinal graft-versus-host disease after allogeneic bone-marrow transplantation. Endoscopy 1996；28：680-685
3) Ross WA, Ghosh S, Dekovich AA, et al：Endoscopic biopsy diagnosis of acute gastrointestinal Graft-versus-host disease：Rectosigmoid biopsyes are more sensitive than upper gastrointestinal biopsyes. Am J Gastroenterol 2008；103：982-989

●症例

　非血縁者間同種骨髄移植約半年後，皮疹と肝機能異常，1日5～6回の下痢，1～2回の嘔吐を認め，皮膚，肝，消化管GVHDが疑われ上・下部内視鏡検査を施行．

上部消化管内視鏡所見

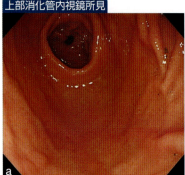
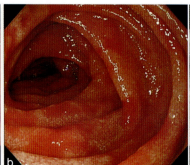
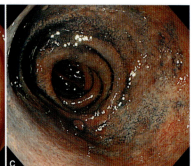

a：胃前庭部．明らかなびらんはないが，粘膜は浮腫状で淡い点状発赤を認める．
b：十二指腸下行部．多発する斑状発赤と浮腫を認める．
c：十二指腸下行部色素散布像．十二指腸粘膜の絨毛の萎縮をびまん性に認める．

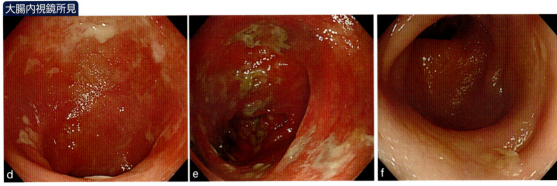

d, e：終末回腸(d)〜S状結腸(e)にかけて，黄白色の白苔が付着した不整形のびらん・浅い潰瘍が多発している．
f：S状結腸〜RSにかけて，全周性の浮腫を伴う管腔の狭小化を認める．

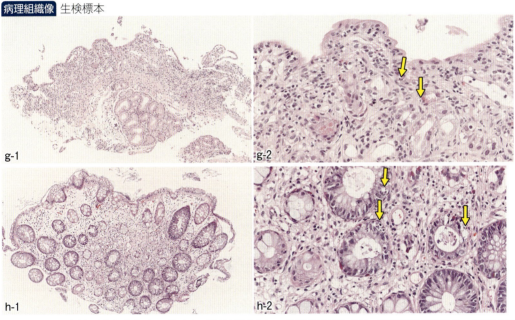

g：十二指腸生検組織病理像（HE染色）．腺管は減少し，粘膜固有層にリンパ球浸潤を認める．腺管上皮にアポトーシス（矢印）が多発している．
h：結腸生検組織病理像（HE染色）．アポトーシス（矢印）や破砕核を伴う腺管を認め，浮腫や軽度線維化を伴っている．

本例では胃，十二指腸，大腸の生検組織でGVHDに矛盾しない所見であった．なお，十二指腸および大腸の組織で免疫染色を追加したがサイトメガロウイルス感染の免疫組織学的な証明はできなかった．

読影ポイント
- 絨毛萎縮や浮腫，びらんなどの非特異的な所見を呈する．異常を認めないことも多い．
- 内視鏡検査のみによる鑑別は難しく，生検による組織診断が重要．
- 生検時には血小板数に注意する必要がある．

◆非腫瘍性病変

9 十二指腸炎症性隆起

（細谷和也，角嶋直美）

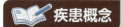
疾患概念

　十二指腸炎は特定の原因（感染，炎症性腸疾患，薬剤，放射線など）を有するものと，原因が明らかではない非特異性十二指腸炎（non-specific duodenitis；NSD）に大別される．*H. pylori* との関連も指摘されているが，不明な点も多い[1]．十二指腸粘膜に炎症が生じると発赤や浮腫，点状出血，びらんおよび絨毛の萎縮をきたし，再生性変化としてBrunner腺過形成，胃上皮化生が生じ[2]，隆起が形成されることがある．十二指腸炎症性隆起は，通常球部に多発する小隆起として認められ，色調は周囲粘膜と同じ〜発赤調を呈し，隆起の表面にびらんや微細顆粒を伴うものもある．胃上皮化生を伴う場合，十二指腸粘膜で認められる絨毛構造とは異なる胃腺窩模様に類似した粘膜構造を認める．多発している場合には腫瘍性病変との鑑別は比較的容易であるが，単発の場合は腺腫との鑑別が困難なこともある[3]．

文献
1) 稲土修嗣：十二指腸の非腫瘍性びまん性病変の診断．胃と腸　2002；37：773-780
2) Kushima R, Manabe R, Hattori T, et al：Histogenesis of gastric foveolar metaplasia following duodenal ulcer：a definite reparative lineage of Brunner's gland. Histopathology　1999；35：38-43
3) 長谷部修，原　悦雄，越知泰英，他：十二指腸ポリープの鑑別診断．消化器内視鏡　2015；27：114-123

●症例1

白色光通常観察像

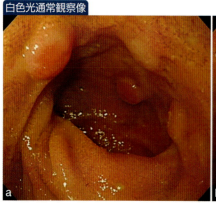
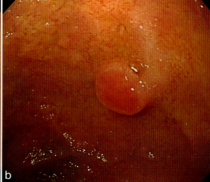

a：球部から下行部にかけてなだらかな立ち上がりの丈の低い小隆起を複数認める．
b：近接像．頂部は平坦でやや発赤している．

インジゴカルミン散布像

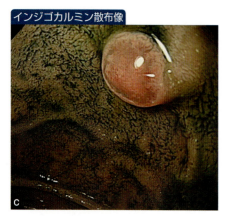

病理組織像 生検組織像（HE染色）

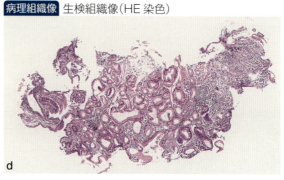

c：頂部に胃腺窩模様に類似した粘膜構造を認める．
d：Brunner腺の軽度拡張と炎症細胞浸潤を認め，胃上皮化生を伴う．

● 症例 2

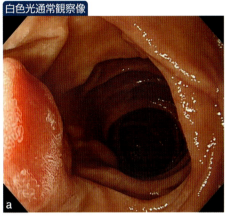

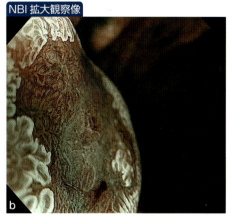

a：下行部の上十二指腸角寄りに頂部に浅い発赤陥凹を伴うなだらかな立ち上がりの丈の低い隆起を認める．

b：陥凹内には胃腺窩模様に類似した不整に乏しい粘膜構造を認め，陥凹中心部はびらんを伴う．

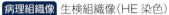

病理組織像　生検組織像（HE 染色）

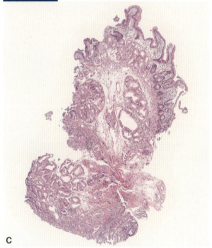

c：Brunner 腺および再生異型を認める．びらんを伴っている．

読影ポイント

- 球部に多発する正色〜発赤調の小隆起として認めることが多い．
- 胃上皮化生を伴うと胃腺窩模様類似の粘膜構造を認める．
- 単発の場合，腫瘍性病変との鑑別が困難なこともある．

◆非腫瘍性病変

10 十二指腸潰瘍

（間　浩正，角嶋直美）

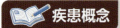 疾患概念

　十二指腸潰瘍は，胃酸とペプシンの強力な消化作用により粘膜に欠損を生じる疾患である．胃潰瘍と合わせて消化性潰瘍とも呼び，一つの疾患として取り扱われているが，相違点も多く（表1），病態を分けて考える必要がある．

　本疾患は高率に再発を繰り返す疾患であったが，発症に *Helicobacter pylori*（*H. pylori*）感染，非ステロイド性抗炎症薬（NSAIDs）が関与し，それぞれ独立した二大発症因子とする考え方になった．また除菌により潰瘍再発がほぼ抑制されることが明らかとなり，*H. pylori* に起因する潰瘍はほぼ完治可能となった[1]．

　潰瘍の時相分類は胃潰瘍と同様に崎田・大森・三輪分類（表2）が用いられ，活動期（A_1, A_2），治癒過程期（H_1, H_2），瘢痕期（S_1, S_2）に分類される[2]．

　良性疾患であるが，出血・穿孔・狭窄などの合併症がある．出血はもっとも多くみられる合併症であり，その評価としてForrest分類[3]が用いられており，活動性出血のⅠa（噴出性出血）とⅠb（湧出性出血），出血痕跡のあるⅡa（露出血管の存在）とⅡb（凝血塊の付着，黒色潰瘍底），出血痕跡のないⅢに分類されている．

表1　胃潰瘍，十二指腸潰瘍の相違

	胃潰瘍	十二指腸潰瘍
好発部位	胃角部小彎	十二指腸球部
好発年齢	40〜60歳代	10〜20歳代
罹患比率（消化性潰瘍）	6	1
上腹部痛	食後に多い	空腹時に多い
H. pylori の胃内分布	胃体部優位	前庭部優位
萎縮の範囲	前庭部〜胃体部	前庭部
胃酸分泌量	正酸〜低酸	過酸
欧米との相違	日本に多い	欧米に多い

表2　崎田・大森・三輪分類

活動期	A_1	潰瘍底の苔が厚く，辺縁に炎症性腫脹のある時期
	A_2	潰瘍辺縁に白色の輪状縁および充血像が出現する時期
治癒過程期	H_1	潰瘍が縮小し，辺縁に紅暈があり，ひだ集中および潰瘍周囲における緩やかなひだの細まりの出現する時期
	H_2	治癒がさらに進行し，そこの盛り上がりとともに薄い白苔で覆われる時期
瘢痕期	S_1	瘢痕の中心部に充血が残り，いわゆる赤色瘢痕（red scar）といわれる時期
	S_2	瘢痕部の充血がなくなり，周囲粘膜と同じ色調に戻り，いわゆる白色瘢痕（white scar）といわれる時期

文献
1) 日本消化器病学会 編：消化性潰瘍診療ガイドライン2015(改訂第2版)．2015，南江堂，東京
2) 崎田隆夫，三輪　剛：悪性潰瘍の内視鏡診断—早期診断のために．日消誌　1970；67：984-989
3) Heldwein W, et al：Is the Forrest classification a useful tool for planning endoscopic therapy of bleeding peptic ulcers? Endoscopy 1989；21：258-262

● 症例1

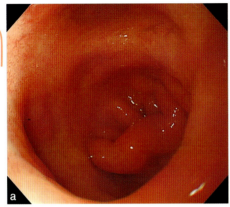

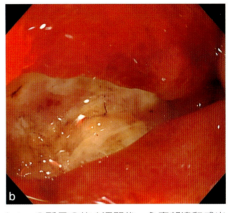

a：十二指腸球部前面に粘膜のひきつれを認める．表面は再生上皮で覆われている．瘢痕期（S_2期）に相当する十二指腸潰瘍瘢痕である．

b：aの所見の約4週間後．心窩部違和感出現のため上部内視鏡を施行したところ，同部に厚い白苔と周辺に著明な浮腫を伴う活動期（A_1期）潰瘍を認めた．

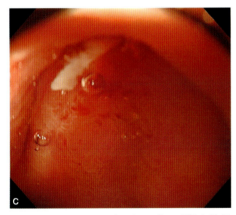

c：bの所見より，プロトンポンプ阻害薬投与8週間後．潰瘍にわずかな白苔と周囲に再生上皮を認め，瘢痕のために十二指腸球部内腔は狭小化をきたしている．治癒過程期（H_2期）に相当する．生検標本では明らかな悪性所見は認めなかった．

読影ポイント
- 球部に好発する辺縁整の潰瘍で，繰り返す症例では瘢痕による球部変形を認める．
- 球部後面，上十二指腸角近傍は見落としやすい．
- 潰瘍を形成する悪性疾患とは，潰瘍辺縁の不整さや陥凹の伸び出し，周堤様の辺縁隆起の有無などで鑑別しやすい．

◆非腫瘍性病変

11 十二指腸囊胞

（柴田昌幸，角嶋直美）

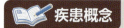

疾患概念

　十二指腸囊胞は十二指腸の非腫瘍性隆起性病変の多くを占める Brunner 腺過形成や異所性胃粘膜，炎症性隆起に次いで，比較的よく遭遇する疾患である．十二指腸囊胞は Brunner 腺が一部囊胞化した Brunner 腺囊胞が最多とされており，その他粘膜下層に迷入した腸上皮や胃上皮，迷入膵による囊胞が挙げられる[1]．

　十二指腸囊胞の特徴として，①なだらかな立ち上がりを示す粘膜下腫瘍（SMT）の形態をとる，②表面平滑，③透明感を有し正色調，④圧迫すると柔らかく容易に変形する，⑤内容物は無色透明あるいは混濁したリンパ液で満ちている，⑥超音波内視鏡で第3層の均一な無～低エコー腫瘤として認識され充実性成分は認めない，などが挙げられる[1,2]．

　柔らかい SMT の鑑別診断に挙げられるのは，脂肪腫，リンパ管腫，血管腫であり，色調で鑑別できることが多い．通常は経過観察することが多いが，サイズが大きいものや腫瘤内に充実性成分を認める場合には，吸引穿刺細胞診などの組織診断を行う必要がある．

文献
1) 佐藤典宏，吉田順一，小川芳明，他：多発十二指腸囊胞の1例．胃と腸　1996；31：677-680
2) 有馬美和子，都宮美華，菊池　功：これは役立つ十二指腸病変アトラス—囊胞．消化器内視鏡　2012；24：1734

●症例1

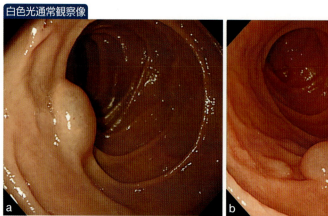

白色光通常観察像

a　　　b

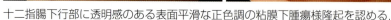

十二指腸下行部に透明感のある表面平滑な正色調の粘膜下腫瘍様隆起を認める．

● 症例 2

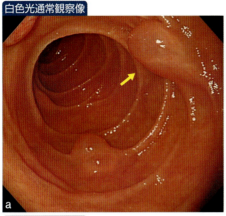
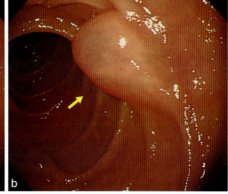
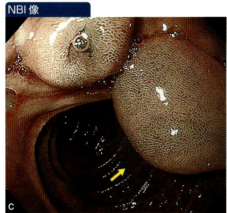

a：十二指腸下行部に多発する透明感を有する粘膜下腫瘍様隆起を認める．
b：矢印の病変の近接像．隆起の立ち上がりはなだらかである．
c：隆起の表面は非腫瘍粘膜で覆われる．

● 症例 3

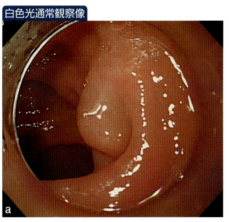
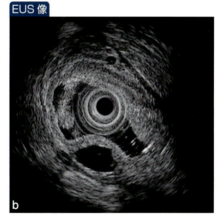

a：十二指腸下行部に透明感を有するなだらかな隆起を認める．
b：第 3 層内に境界明瞭で辺縁整，内部均一な無エコー域を認める．

> **読影ポイント**
> - 透明感を有する立ち上がりなだらかな半球状の隆起の形態を呈することが多い．
> - 表面構造は周囲と同様の非腫瘍粘膜である．
> - 鉗子で触ると非常に柔らかい．

◆非腫瘍性病変

12 十二指腸憩室

(角嶋直美)

疾患概念

　十二指腸憩室は，消化管憩室のなかで結腸に次いで頻度が高く，剖検例では3～22％と報告されている[1]．十二指腸壁の一部が囊状に落ち込み，突出したもので，固有筋層が萎縮または消失した仮性憩室が多い．その多くは後天的に生じ，とくに高齢者に多いが，まれに管内に突出する先天性の管腔内型十二指腸憩室もある[2,3]．部位は下行部が70～80％を占め，そのほとんどが乳頭部付近に発生する（傍乳頭憩室）．十二指腸憩室は症状のないことが多く，健診の内視鏡や消化管造影検査で発見されることが多い．まれに腹痛・発熱・出血・穿孔を伴う急性憩室炎や，閉塞性黄疸（Lemmel's syndrome）を続発することがある．

文 献

1) Ackermann W：Diverticula and variation of the duodenum. Ann Surg　1943；117：403-413
2) Lobo DN, Balfour TW, Iftikhar SY, et al：Periampullary diverticula and pancreaticobiliary disease. Br J Surg　1999；86：588-597
3) Boyden EA, Cope JG, Bill AH Jr：Anatomy and embryology of congenital intrinsic obstruction of the duodenum. Am J Surg　1967；114：190-202

●症例1

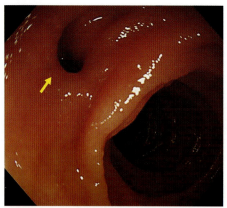

乳頭部の1cm口側に5mmほどの傍乳頭憩室を認める．

●症例2

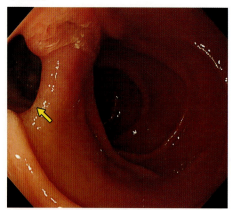

Vater乳頭のごく近傍に15mmほどの傍乳頭憩室を認める．

●症例 3

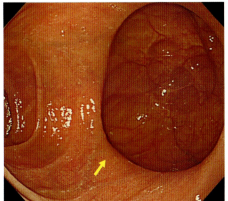

乳頭対側に 3 cm ほどの十二指腸憩室を認める．

●症例 4

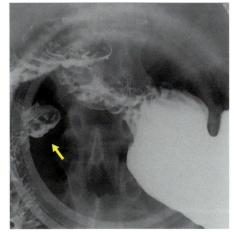

消化管造影でたまたま指摘された傍乳頭憩室．

●症例 5

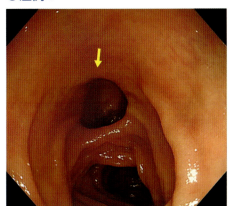

下十二指腸角近傍の 15 mm ほどの十二指腸憩室．

読影ポイント	■ 十二指腸下行部，とくに乳頭付近に多い． ■ 管外へ嚢状に突出し，大きさ 1〜3 cm くらいで多発例もある． ■ 傍乳頭憩室では乳頭開口部の位置も確認する． ■ 憩室内での内視鏡操作で穿孔する場合もある．

◆非腫瘍性病変

13 十二指腸血管拡張症

（籔内洋平，角嶋直美）

疾患概念

　消化管の血管性病変の一つに血管拡張症（angioectasia）が挙げられる．粘膜下層の正常静脈とその上層の粘膜固有層の毛細血管の拡張から成る数mm大の病変であり，おもに高齢者に発生する後天性の疾患である．臨床的には消化管出血の原因の一つとされるが，無症状で経過することもある．また，その用語は統一しておらず，血管形成異常（vascular malformation）や血管異形成（angiodysplasia）が同義語として用いられている[1]．

　血管拡張症は全消化管に発生するとされ，近年のカプセル内視鏡やバルーン内視鏡の発達により小腸出血の主要原因の一つであることがわかってきた．小腸においては十二指腸，上部空腸に好発するという報告がある[2]．多くの場合に背景疾患を認め，慢性腎不全，心臓弁膜症，門脈圧亢進症などの基礎疾患に合併する頻度が高い．治療適応は出血が明らかな場合であり，出血時ないしは予防的に行われる．アルゴンプラズマ凝固法の有用性が報告されている[3]．同時性・異時性に多発していることが多く，治療を行っても他部位から再出血することがある．

文献
1) 酒井義浩，須田浩晃，小林博之，他：大腸のangiectasiaとangiodysplasia．胃と腸　2000；35：763-769
2) Bollinger E, Raines D, Saitta P：Distribution of bleeding gastrointestinal angioectasias in a Western population. World J Gastroenterol　2012；18：6235-6239
3) Kwan V, Bourke MJ, Williams SJ, et al：Argon plasma coagulation in the management of symptomatic gastrointestinal vascular lesions：experience in 100 consecutive patients with long-term follow-up. Am J Gastroenterol　2006；101：58-63

● 症例1

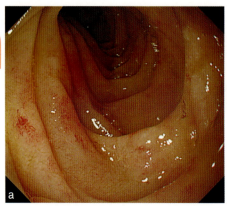

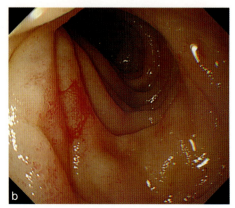

a：十二指腸下行部に大小さまざまな平坦な紅斑が多発して認める．

b：観察中に紅斑の一部からoozingを認める．

● 症例2

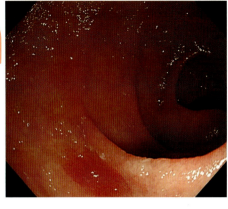

十二指腸下行部に境界明瞭なやや楕円形の平坦発赤を認める．

● 症例3

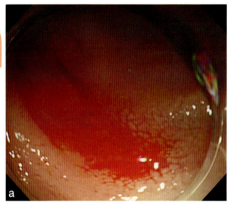
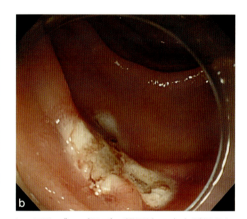

a：十二指腸球部に毛細血管拡張から湧出性の出血を認める．

b：アルゴンプラズマ凝固法で止血が得られた．

| 読影ポイント | ■比較的境界明瞭な，平坦発赤として認識される．
■周囲に白暈を伴うものも多い．
■鑑別疾患として，常染色体優性遺伝性疾患であるOsler-Weber-Rendu症候群が挙げられるが，繰り返す鼻出血のエピソードや家族歴などを聴取することで十分に疑うことができる． |

◆非腫瘍性病変

14 十二指腸アミロイドーシス

（齋藤　格，牛久哲男，藤城光弘）

疾患概念

　アミロイドーシスとは，線維構造を有する不溶性蛋白であるアミロイドの細胞外沈着によって臓器障害に至る病態である．消化管は高頻度に障害される臓器の一つであり，消化管アミロイドーシスでは吸収不良や下痢，腹痛，消化管出血，イレウス，消化管穿孔などの症状を呈することがある[1]．消化管では免疫グロブリンL鎖から成るAL（amyloid light chain）型と，アミロイドA蛋白を前駆物質とし炎症疾患に続発するAA（amyloid A）型が多く，その他にもトランスサイレチン由来のATTR（transthyretin-related amyloid）型や慢性腎不全時に増加するAβ_2M（β_2-microgloblin）型がみられることがある．

　消化管におけるアミロイドの沈着は胃，十二指腸，小腸で比較的多くみられ，なかでも十二指腸はアミロイドーシスの診断において検出感度が高いとされている[2,3]．一般的にアミロイドは，AL型は粘膜下層や固有筋層といった比較的深層に塊状に沈着し，内視鏡的には粘膜下腫瘍（SMT）様隆起や皺襞の肥厚がみられる場合が多いとされる．一方，AA型は粘膜固有層を中心とした浅層に斑状に沈着し，内視鏡的にはびらんや潰瘍，粗糙・顆粒状粘膜など，粘膜表面の変化を呈する場合が多いとされる．

文献
1) Katoh N, Matsuda M, Ikeda S：Clinical, endoscopic, and histopathological features of localized immunoglobulin light chain (AL) amyloidosis in the gastrointestinal tract. Amyloid　2015；22：254-256
2) Tada S, Iida M, Iwashita A, et al：Endoscopic and biopsy findings of the upper digestive tract in patients with amyloidosis. Gastrointest Endosc　1990；36：10-14
3) Kobayashi H, Tada S, Fuchigami T, et al：Secondary amyloidosis in patients with rheumatoid arthritis：diagnostic and prognostic value of gastroduodenal biopsy. Br J Rheumatol　1996；35：44-49

●症例

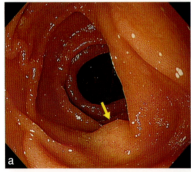
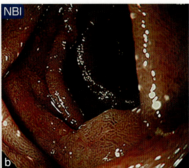
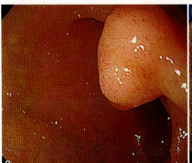
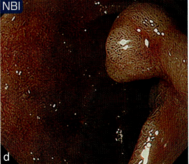

a：十二指腸下行部乳頭対側に，やや黄色みがかったSMT様の小隆起を認める（矢印）．この部分より生検でアミロイド沈着が確認された．
b：NBIでは表面には不整のない十二指腸絨毛構造を認める．
c：上十二指腸角に7mm大ほどのなだらかな立ち上がりのやや凹凸のあるSMT様隆起を認める．表面は一部で点状の発赤を認める．この部分より生検でアミロイド沈着が確認された．
d：隆起の境界は明らかではなく，NBIでは表面には不整のない十二指腸絨毛構造を認める．

e：十二指腸球部下面に発赤調の浅い陥凹を認め，表面の血管はやや拡張している．上十二指腸角にはcの隆起（矢印）を認めるが，球部にはその他にSMT様隆起は認められない．
f：NBIでは陥凹部に一致して褪色域を認め，拡張した血管も認められる．この部分は壁の菲薄化が予想されたため生検を施行していないが，胃の所見（h）と同様でありアミロイドの沈着が予想される．

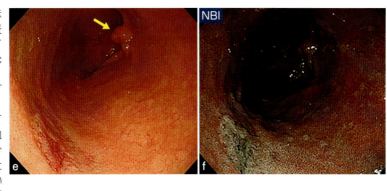

g：胃では体部大彎の粘膜はやや厚みがあり浮腫状である．
h：胃体下部大彎に境界不明瞭のやや黄色みがかった浅い陥凹を認め，陥凹内では軽度拡張した微小血管を認める．この部分より生検でアミロイド沈着が確認された．

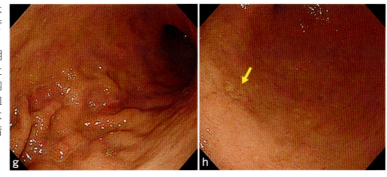

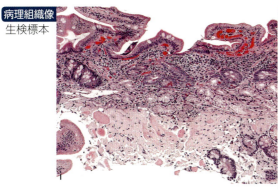

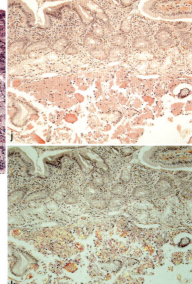

i：HE染色．粘膜深部から粘膜下層に無構造，あるいは球状を呈する淡好酸性物質の沈着が認められる．
j：沈着物はCongo-Red染色で陽性（橙色）を示す．
k：偏光顕微鏡観察ではapple green色の複屈折性を示し，アミロイドであることが確認される．

> **読影ポイント**
> ■ アミロイドーシスの内視鏡所見は，アミロイド沈着の程度や部位により，粗糙・顆粒状粘膜，浮腫・皺襞の肥厚，多発結節，粘膜下腫瘍様隆起，びらん，潰瘍など多様である．
> ■ アミロイドーシスの確定診断は生検によるが，内視鏡的には異常所見を認めないものもあるため注意が必要である．

◆非腫瘍性病変

15 十二指腸静脈瘤（門脈圧亢進症による）

（吉田俊太郎，藤城光弘）

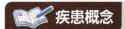

十二指腸静脈瘤は門脈圧亢進症に伴う合併症としては，比較的まれなものである．報告[1]によれば，門脈圧亢進症患者での十二指腸静脈瘤発生頻度は0.4%/10年とされており，その部位はおもに十二指腸球部である．ただ，症例によってはより肛門側で同定されることもある．その診断は内視鏡もしくは消化管出血時に施行される血管造影で行われていたが，最近のCT技術の進歩により，明瞭に描出されるようになってきている[2]．

門脈圧亢進症の結果として，異所性静脈瘤が形成されるわけであるが，通常流入路は門脈もしくは上腸間膜静脈より派生した上／下膵十二指腸静脈で，下大静脈に流入する．ただ，症例によっては複雑な血行動態を示すこともあり，その把握が治療において非常に重要である[3]．

内視鏡における十二指腸静脈瘤の所見は，正常粘膜下の隆起性病変として認識され，色調は白色から青紫色として認識される．形状には，門脈圧亢進症の結果として形成された血行動態がかかわっている．出血症例などでは，赤色栓などを伴うことがある．

本症例は流出路が非常に複雑となっており，このため内視鏡的治療を断念した．報告では経頸静脈的肝内門脈静脈短絡術（TIPS），バルーン下逆行性経静脈的塞栓術（B-RTO）や内視鏡的静脈瘤結紮術（EVL）＋硬化療法などがあるが，本症例は経過および静脈瘤の状態を考慮すると手術が最良の治療手段であると考えられた．

文献

1) Hashizume M, Tanoue K, Ohta M, et al：Vascular anatomy of duodenal varices：angiographic and histopathological assessments. Am J Gastroenterol　1993；88：1942-1945
2) Weishaupt D, Pfammatter T, Hilfiker PR, et al：Detecting bleeding duodenal varices with multislice helical CT. AJR Am J Roentgenol　2002；178：399-401
3) Yoshida S, Watabe H, Akahane M, et al：Usefulness of multi-detector helical CT with multiplanar reconstruction for depicting the duodenal varices with multiple collateral shunt vessels. Hepatol Int　2010；4：775-778

● 症例

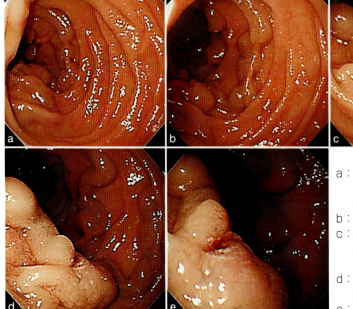
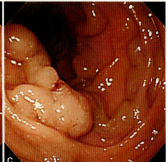

a：十二指腸下行部にKerckringひだ上に数珠様に連なる粘膜下腫瘤の輪状集簇を認める（遠景）．
b：やや青紫色の色調を呈する（近景）．
c：集簇している粘膜下腫瘤様隆起の一部に，周囲より白色で丈の高い領域を認める．
d：丈の高い隆起の頂部に発赤びらんを認める．
e：頂部のびらんには凝血を認める．

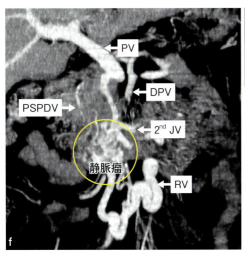

PSPDV	後上膵十二指腸静脈
DPV	背側膵静脈
2nd JV	第2空腸静脈
RV	レチウス静脈
PV	門脈

f：dynamic CT画像によるmultiplanar reconstruction (MPR)イメージにて，複雑な流入路(門脈，背側膵静脈，後上膵十二指腸静脈，第2空腸静脈)と流出路(レチウス静脈)を認める．

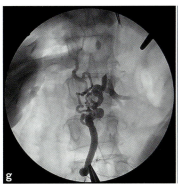
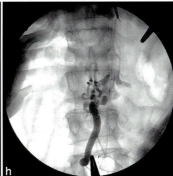
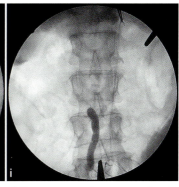

g：複雑な血行動態のため，開腹してレチウス静脈から造影を行い，静脈瘤を描出したところで，用手的に門脈を閉塞して硬化療法を行った．
h：硬化療法後のレチウス静脈からの造影では，側副血行路とのシャントがわずかに残存していたため，結紮切離した．
i：再度レチウス静脈より造影して，静脈瘤が描出されないことを確認．

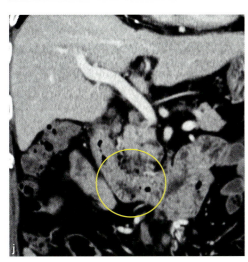

j：再度CT画像によるMPRイメージでも，静脈瘤が消失していることを確認した．

読影ポイント
- 門脈圧亢進症のある症例では，食道，胃だけでなく，十二指腸にも静脈瘤が存在することを想定する．
- 内視鏡所見だけでは，静脈瘤の全体評価は困難であり，他modalityによる評価も行う(とくにCTのMPR画像など)．
- 緊急処置を要する場合を除き，再出血のリスクを最小限にするために，血行動態も考慮に入れた治療方針を考える必要がある．

◆非腫瘍性病変

16 十二指腸静脈瘤（門脈圧亢進症による） （小野寺誠，藤野靖久，井上義博）

疾患概念

　十二指腸静脈瘤は発生頻度が低いまれな疾患であるが，出血した場合にはしばしば致命的となるため注意を要する．背景となる基礎疾患は本邦では肝硬変がもっとも多く，膵十二指腸静脈からの遠肝性血流が供血路となり**十二指腸下行部，水平部に静脈瘤を形成し**，精巣（卵巣）静脈や腰椎静脈など後腹膜系の血管を排血路として下大静脈に流出する[1]．

　Matsuiら[2]の十二指腸静脈瘤出血例の検討では，F3症例に多い一方でRC signは全例が陰性であった．すなわち，**出血因子はRC signではなく，F因子が重要である**といえる．また，出血群では静脈瘤上のびらん所見や食道静脈瘤治療歴を有する症例が有意に多かった[2]．このことから，静脈瘤治療後には治療部位のみならず十二指腸のより深部まで挿入し静脈瘤の有無を確認することが重要である．

　本疾患における確立された治療法は未だにない．これまでに外科手術，内視鏡治療，interventional radiology（IVR）が行われてきたが，出血部位を同定し止血治療へ迅速に移行できる内視鏡治療がもっとも有用である．内視鏡治療としては内視鏡的静脈瘤結紮術（EVL），5% ethanolamine oleate（EO）を用いた硬化療法，cyanoacrylate系薬剤を用いた組織接着剤注入法などを症例に応じて選択しているのが現状である．当科におけるEVL止血例を**図a〜h**に示す．本症例はEVLが有用であったが，現時点での出血例に対する治療としてEVLもしくは組織接着剤注入法による一時止血後に硬化療法やIVRを行うことが順当と考えられている[3]．

文献

1) 松井繁長，工藤正俊：異所性静脈瘤の診断と内視鏡治療―十二指腸静脈瘤．日本門脈圧亢進症学会編：門脈圧亢進症診療マニュアル．2015, 87-92, 南江堂，東京
2) Matsui S, Kudo M, Ichikawa T, et al：The clinical characteristics, endoscopic treatment, and prognosis for patients presenting with duodenal varices. Hepatogastroenterology 2008；55：959-962
3) 中村真一，岸野真衣子，山本果奈，他：病態からみた門亢症のマネジメント―十二指腸静脈瘤．消化器内視鏡 2013；25：1839-1844

● 搬入時内視鏡像

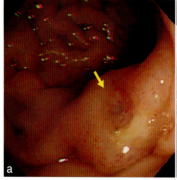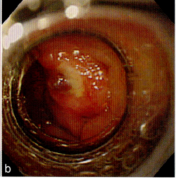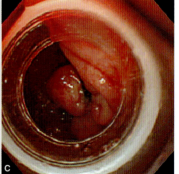

a：十二指腸下行部に連珠状静脈瘤を認め，表面に数mm大のびらん（矢印）を認める．
b：緊急止血目的にEVLを選択した．
c：びらん部分を含めてEVLを施行した．

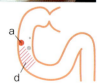

● 7 病日内視鏡像

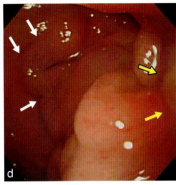 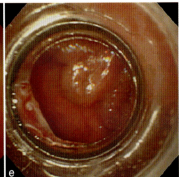 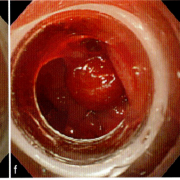

d：EVL 後潰瘍（黄矢印）に連続して屈曲蛇行した連珠状静脈瘤（白矢印）を認める．
e：残存静脈瘤に対して EVL を選択した．
f：残存静脈瘤の計 5 カ所に EVL を施行した．

● 10 病日内視鏡像

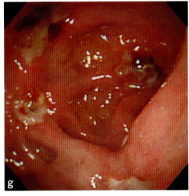

g：EVL 後潰瘍を認める．わずかに血液付着を認めるが止血処置は不要であった．

● 3 カ月後内視鏡像

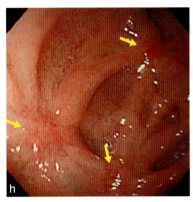

h：EVL 処置部の瘢痕化（矢印）を認める．以後，再発を認めていない．

読影ポイント
■ 下行部，水平部に発生することが多い．
■ 出血因子は F 因子が重要である．
■ 食道静脈瘤治療歴のあるものに多い．

◆非腫瘍性病変

17 IgA血管炎の十二指腸病変

（江﨑幹宏）

疾患概念

　IgA血管炎はアレルギー機序により全身性の細小血管炎をきたし，皮膚病変に加えて多彩な臨床徴候を呈する血管炎症候群の一疾患である．臨床症状としては皮疹，関節症状，腹部症状を三主徴とする．皮膚病変はほぼ全例にみられ，下肢から臀部にかけて左右対称性に出現する"触知可能な"紫斑あるいは紅斑を特徴とする．関節症状は50～60％に出現し，疼痛や腫脹を伴う．腹部症状は70～80％に認められ，腹痛，悪心，嘔吐，下血などの臨床症状を呈するが，まれに腸重積や閉塞，穿孔などをきたす場合がある．

　本症の消化管病変は十二指腸・小腸で高率に出現する．なかでも，上部消化管内視鏡検査で観察可能な十二指腸病変の診断的意義は高い．十二指腸病変の内視鏡所見は，発赤，びらん，粘膜浮腫，潰瘍，紫斑様病変など多彩であるが，大川ら[1]は横走するびらん・潰瘍を特徴として挙げている．自験例においても横走するびらん・潰瘍の出現頻度は高かった[2]が，それに加えて暗赤色調の潰瘍底を呈する潰瘍では，生検で血管炎が検出される頻度が比較的高かった[3]．ただし，本症では時間経過あるいは血管炎の程度が影響し多彩な所見を呈するため，診断に際しては消化管以外の臨床徴候や血液学的所見なども考慮に入れた総合的な判断が必要である．

文　献
1) 大川清孝，青松和揆，大平美月，他：全身性疾患と消化管病変―Schönlein-Henoch紫斑病．胃と腸　2003；38：559-565
2) 江﨑幹宏，梅野淳嗣，前畠裕司，他：血管炎による消化管病変の臨床診断―IgA血管炎（Henoch-Schönlein紫斑病）．胃と腸　2015；50：1363-1371
3) 江﨑幹宏，松本主之，中村昌太郎，他：Schönlein-Henoch紫斑病における十二指腸病変の特徴．胃と腸　2002；37：791-800

● 症例1

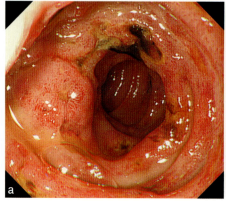 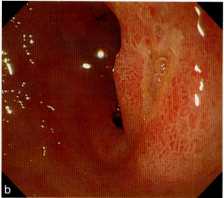

a：十二指腸下行部は浮腫状で横走する発赤，潰瘍を認める．
b：球部後面の潰瘍

● 症例 2

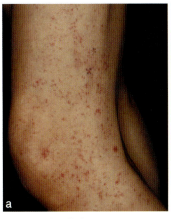
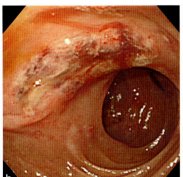
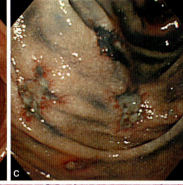
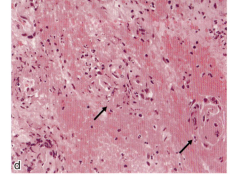

a：左下肢の紫斑
b：十二指腸下行部の暗赤色調潰瘍底を呈する潰瘍性病変
c：下十二指腸角に多発する不整形潰瘍
d：白血球破砕性血管炎

● 症例 3

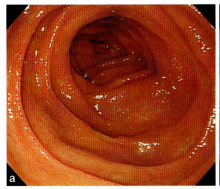
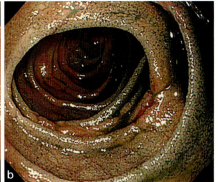
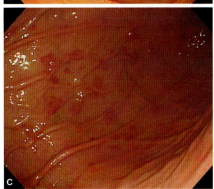

a：十二指腸下行部の横走する潰瘍
b：色素散布像
c：同症例でみられた胃の多発発赤斑

読影ポイント

- 皮疹に先行して消化管病変が出現する場合がある．
- 十二指腸下行部に粘膜病変を認めることが多い．
- 横走するびらん・潰瘍，暗赤色調の潰瘍底を呈する潰瘍が比較的特徴的とされる．
- 生検における血管炎の検出頻度は高くない．
- 消化管病変のみから他の血管炎症候群と鑑別することは困難である．

第2章 疾患別症例アトラス ◆ 非腫瘍性病変

◆非腫瘍性病変

18 Celiac病の十二指腸病変

（岸　昌廣，平井郁仁，八尾建史）

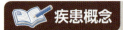

疾患概念

　celiac病は，小麦などに含まれるグルテンにより引き起こされる自己免疫類似疾患で，蛋白漏出性胃腸症を呈する．グルテン摂取により十二指腸を主体として惹起される慢性的な免疫異常に起因した慢性炎症と絨毛萎縮がみられ，胃や大腸には病変を認めない．欧州などではいわゆるcommon diseaseとみなされるが，本邦ではまれで，症例報告が散見される程度である．下痢や腹痛といった臨床症状はグルテン含有食で増悪し，グルテン除去食で改善する．悪性リンパ腫の合併リスクが高いとされ，診断確定後も経過観察が必要な疾患である．本邦の診断基準は確立していないが，欧米などでは慢性下痢症を有する患者に対してスクリーニング目的で，上部消化管内視鏡と十二指腸からの複数カ所の生検，または抗グリアジン抗体(anti-guliadin antibody)や，抗平滑筋抗体(anti-smooth muscle endomysium antibody)，あるいは抗組織トランスグルタミナーゼ抗体(anti-tissue transglutaminase antibody)が測定される．またHLA(human leukocyte antigen)検索において，DQ2やDQ8が特異的とされる．特徴的な血清学的所見，内視鏡所見，病理所見に加えて，グルテン除去食によって症状が消失することをもって最終診断する[1]．

文献

1) 岸　昌廣，八尾建史，平井郁仁，他：拡大内視鏡が診断に有用であったceliac病の1例．胃と腸 2014；49：395-404
2) Niveloni S, Fiorini A, Dezi R, et al：Usefulness of videoduodenoscopy and vital dye staining as indicators of mucosal atrophy of celiac disease：assessment of interobserver agreement. Gastrointest Endosc 1998；47：223-229
3) Yao K, Nagahama T, Hirai F, et al：Comprehensive atlas of HRE and NBI. Cohen J：Comprehensive atlas of high resolution endoscopy and narrowband imaging. 2007, 83-103, New York, USA

●症例

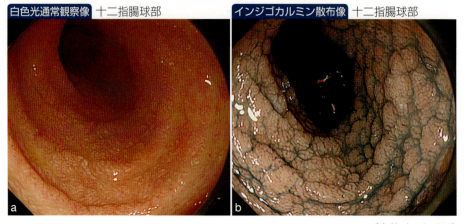

〔文献1）より引用〕

a，b：内視鏡所見としては，十二指腸を主体として，Kerckringひだの不明瞭化(a)，
　　　貝柱状に観察されるscalloping(b)といった所見を呈する．

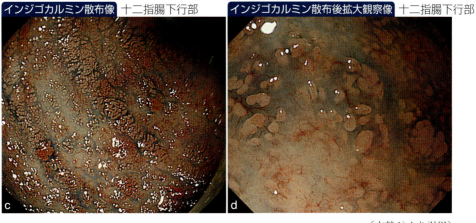

〔文献1）より引用〕

c，d：絨毛の萎縮により粘膜がモザイク状に観察される mosaic pattern mucosa(c) や，絨毛構造が高度に萎縮し消失しているような部位では，粘膜下の血管が透見される visible submucosa vessel on a background of fold loss(d)といった所見を呈する．

病理組織学的診断は，十二指腸から4〜6個の生検をランダムに採取し，絨毛の萎縮と，表層上皮内へのリンパ球浸潤をもって行う．

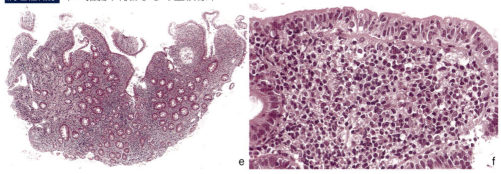

〔文献1）より引用〕

e：生検標本の弱拡大像では，絨毛の短縮，陰窩の拡張，リンパ管の拡張を認める．
f：強拡大像では，粘膜固有層および上皮内へ浸潤したリンパ球がみられるが，浸潤したリンパ球は小型で細胞異型を認めない．

生検部位に関しては，NBI併用拡大内視鏡を用いて，絨毛の萎縮した部位から target biopsy を行うことにより，従来の内視鏡診断と比較して，感度と特異度の両方が担保される点で有用と思われる[3]．

読影ポイント
- 所見は十二指腸，空腸など上部腸管で強い．
- 内視鏡所見として，典型例ではKerckringひだの不明瞭化（感度44％，特異度99％），scalloping（感度86％，特異度100％），mosaic pattern mucosa（感度89％，特異度100％），visible submucosa vessel on a background of fold loss（感度5％，特異度100％）といった所見がみられる[2]．

◆非腫瘍性病変

19 ランブル鞭毛虫症(ジアルジア症)の十二指腸病変　（吉井新二，松本美櫻，高桑康成）

疾患概念

　ランブル鞭毛虫症(ジアルジア症)は原虫の一種であるランブル鞭毛虫(*Giardia lamblia*)による感染症である．経口摂取された嚢子が十二指腸から上部小腸，胆道系で栄養体となり粘膜に吸着し増殖する．下痢，腹痛を主徴とする胃腸炎型と発熱，黄疸，右季肋部痛がみられる胆道型に大別され，リスク因子として海外渡航歴，動物飼育歴，同性愛，汚染水の摂取が挙げられる．

　内視鏡所見はリンパ濾胞過形成，アフタ様病変，粗糙な粘膜面と報告されているがいずれにしても軽微で非特異的な十二指腸炎の粘膜所見で正常で変化のない例も報告されている[1]．組織所見は粘膜表面に集簇する栄養型虫体が特徴的で粘膜固有層の軽度の炎症細胞浸潤と絨毛の萎縮を認める[2]．通常の培養検査では検出できないため，腸液または糞便の新鮮検体を鏡検し，栄養体または嚢子を証明する[3]．この疾患を念頭に置いた対応をしなければ見逃す可能性があるので注意が必要である．治療はメトロニダゾールやチニダゾールが用いられる(健康保険の適用外)．感染症法で5類感染症に指定されている．

文献
1) 木原　彊：寄生虫と内視鏡 ランブル鞭毛虫症．消化器内視鏡　1993；5：1601-1607
2) Oberhuber G, Stolte M：Giardiasis: analysis of histological changes in biopsy specimens of 80 patients. J Clin Pahol　1990；43：641-643
3) 河野敦子，石川秀樹，山本達雄，他：経口腸管洗浄液を用いたランブル鞭毛虫感染率の検討．日消誌　2008；105：1605-1611

●症例

　40歳代，男性．主訴：下痢．近医にて抗菌薬で加療されるも改善せず受診．海外渡航歴なし．

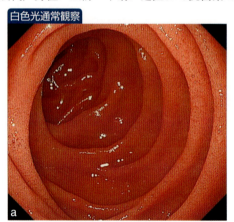

a：十二指腸球部～下行部は通常光観察では特記する所見を指摘できない．

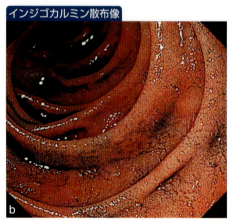

b：やや粗糙な粘膜を呈している．

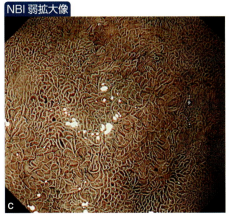

c：十二指腸粘膜の一部の絨毛構造が腫大，短縮し軽度の萎縮を疑う．

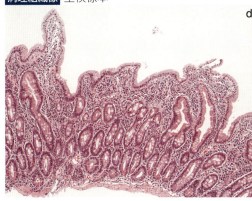
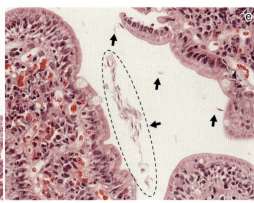

d：下行部より採取した組織では粘膜固有層に炎症細胞浸潤と絨毛の萎縮を認めた．
e：HE染色拡大像．粘膜表面に三日月型の構造物（→）を認めランブル鞭毛虫と考えられた．

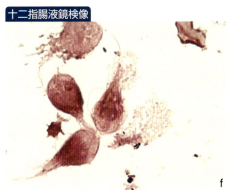

f：洋ナシ状形態をしたランブル鞭毛虫の栄養体を確認した．

読影ポイント

- リンパ濾胞過形成，アフタ様病変，粗糙な粘膜面などの粘膜所見を呈するが軽微な変化であり正常で変化のない例もある．
- 診断がつかない下痢症では内視鏡所見が軽微でも本疾患を念頭に置いて生検し病理医へ臨床情報を提供する．
- 通常の培養では検出されないため，腸液または糞便の新鮮検体を提出し鏡検する．

◆非腫瘍性病変

20 糞線虫症の十二指腸病変

（平田哲生）

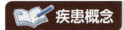
疾患概念

　糞線虫症は，糞線虫（*Strongyloides stercoralis*）による消化管寄生虫感染症である．成虫はおもに十二指腸から上部小腸に寄生する．本虫は熱帯・亜熱帯に広く分布し，わが国の浸淫地は沖縄・奄美地方である．

　少数寄生の場合は無症状に経過するが，感染虫体が多くなると，腹痛，腹部膨満感，下痢，吸収不良などを呈する．ヒトT細胞白血病ウイルス1型（HTLV-1）との重複感染者やステロイド剤使用者では糞線虫が過剰感染をきたし，虫体とともに大量の腸内細菌が血中に移行し，敗血症，髄膜炎，肺炎などを引き起こす場合がある（糞線虫過剰感染症候群）．

　診断は便から虫体を証明することによるが，重症例では胃・十二指腸液などからも検出される．検出には普通寒天平板培地法がもっとも感度がよいが，重症例では直接検鏡でも診断は可能である．

　琉球大学第1内科での重症糞線虫症の十二指腸内視鏡所見の検討では，浮腫（64％），白色絨毛（52％），発赤（36％），びらん（24％），狭窄（16％），出血（12％），拡張（12％），潰瘍（8％）を認めた．十二指腸粘膜からの生検陽性率は68％であった[1,2]．一方，軽症例では全例内視鏡所見を認めず，生検で虫体が確認できたのは5％であった[3]．

文　献

1) Kishimoto K, Hokama A, Hirata T, et al：Endoscopic and histopathological study on the duodenum of Strongyloides stercoralis hyperinfection. World J Gastroenterol　2008；14：1768-1773
2) 岸本一人，平田哲生，外間　昭，他：重症糞線虫症の消化管内視鏡所見．Clinical Parasitology　2012；23：14-16
3) 上原　剛，金城福則，新村政昇，他：糞線虫陽性者における十二指腸内視鏡検査の診断的有用性について．Clinical Parasitology　1994；5：142-143

●症例1

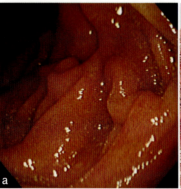
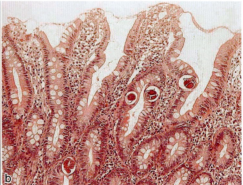

a：十二指腸下行部に浮腫と白色絨毛を認める．
b：病理組織像（HE 200倍）．〔文献1）より引用〕
　　生検では多数の糞線虫の虫体，軽度の炎症細胞浸潤を認める．

● 症例 2

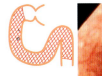
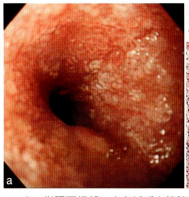
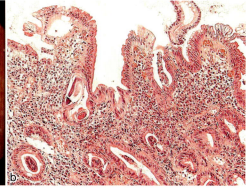

a：十二指腸下行部に白色絨毛と管腔の狭窄を認める．〔文献 1〕より引用〕
b：病理組織像（HE 200 倍）．〔文献 1〕より引用〕
　　生検では多数の糞線虫の虫体，絨毛萎縮，中等度の炎症細胞浸潤を認める．

● 症例 3

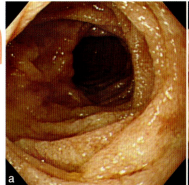
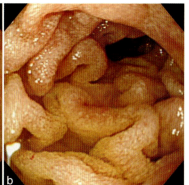
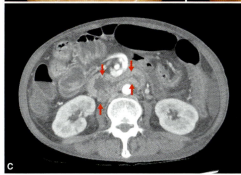

a：十二指腸下行部に発赤，浮腫と白色絨毛を認める．本症例では生検では糞線虫の虫体は認めなかった．
b：水平部にも同様の所見を認めるが浮腫が強く，送気でも管腔の拡張が乏しい．
c：造影 CT では十二指腸下行部から水平部の著明な浮腫を認める（矢印）．

読影ポイント
- 十二指腸に浮腫，白色絨毛を呈することが多い．
- 鑑別としては Whipple 病，濾胞性リンパ腫，アミロイドーシス，好酸球性胃腸症，腸リンパ管拡張などが挙げられる．
- 重症例では生検病理で虫体が検出されることも多く，積極的に生検を行うことが望まれる．
- 十二指腸のびまん性の炎症所見を見た場合には，糞線虫症を必ず念頭におき，患者の出身地，免疫状態，HTLV-1 感染の有無について確認をする必要がある．

◆非腫瘍性病変

21 Whipple病の十二指腸病変

(豊見山良作，外間　昭，金城福則)

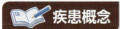 **疾患概念**

　Whipple病はグラム陽性菌である *Tropheryma whipplei* の感染により腹痛，下痢，体重減少，関節痛，中枢神経症状などを呈するまれな疾患である．鑑別疾患の一つとして沖縄県と鹿児島県南西諸島出身の高齢者の場合，糞線虫症を考慮する．糞線虫症の診断には琉球大学第一内科で考案した便普通寒天平板培地法が優れている．

　Whipple病の診断には十二指腸および小腸内視鏡検査が有用であり，特徴的な内視鏡検査所見（浮腫状で粗糙な粘膜とびまん性白色絨毛が認められる）と生検病理組織所見（粘膜固有層に多数の foamy macrophages がみられ，マクロファージは PAS 染色強陽性である）で診断される．PAS染色陽性マクロファージを呈する疾患に *Mycobacterium avium-intracellulare* 感染症があり，確定診断としてはPCRが推奨されるものの研究機関でしか行えない[1]．

　治療としては，中枢神経症状を伴うことがあること，*Tropheryma whipplei* が髄液から検出されることがあるので髄液移行性も考えて ceftriaxone（CTRX）や meropenem（MEPM）の静注投与を2週間行い，その後ST合剤内服を最低1年間継続することが推奨されている[2]．

文　献
1) 金城福則，豊見山良作，外間　昭，他：Whipple病の1例．胃と腸　2005；40：1197-1201
2) Feurle GE, Junga NS, Marth T, et al：Efficacy of ceftriaxone or meropenem as initial therapies in Whipple's disease. Gastroenterology　2010；138：478-486

●症例

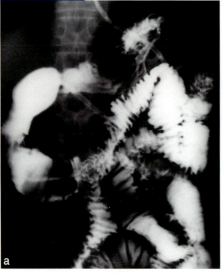

小腸造影検査所見

a：十二指腸から空腸のKerckringひだは腫大している．

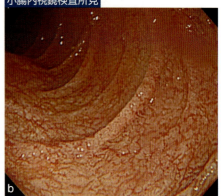

小腸内視鏡検査所見

b：十二指腸下行部より連続して空腸まで粘膜は粗糙で浮腫状になっており，粘膜の白色化を認めた．

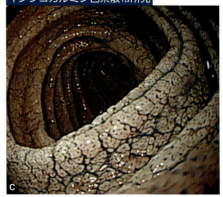

インジゴカルミン色素散布所見

c：細顆粒状所見を呈した．

● 治療開始から 15 カ月後

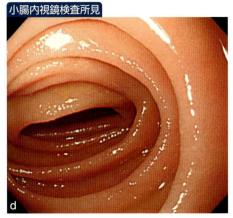
小腸内視鏡検査所見

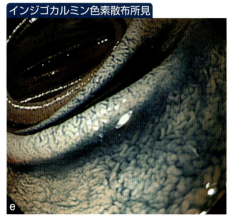
インジゴカルミン色素散布所見

d：十二指腸から上部空腸にやや浮腫性変化が残存するものの粘膜の白色化は消失している．

e：細顆粒状所見は消失している．

> **読影ポイント**
> - 十二指腸から小腸に好発する．
> - びまん性所見が多い．
> - 白色調粘膜所見が特徴である．
> - 以上の所見を認めたら生検を行い，PAS 染色による病理学的診断を行う．

◆腫瘍性病変(腺腫)

22 十二指腸腺腫(胃型)

(鳥谷洋右, 遠藤昌樹, 菅井 有)

球部前面 0-Ⅰs

- 50歳代, 男性
- 胃癌検診で十二指腸病変を指摘され, 精査目的の上部消化管内視鏡検査で発見された.

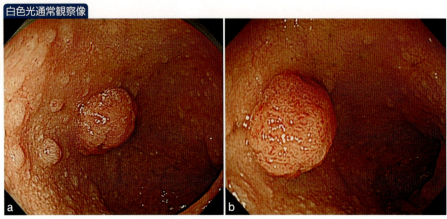

a:球部前面に10 mm大の発赤調の隆起性病変を認める.
b:表面構造は腫大した絨毛様であり, 白色化は認めない.

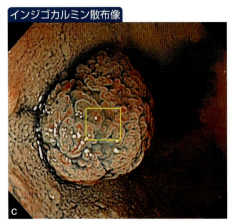

c:インジゴカルミンによる色素観察では, 病変の境界および表面構造がより明瞭となる.

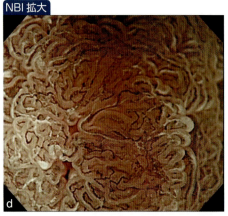

d:c黄枠のNBI拡大像. 表面構造は胃腺窩上皮様であり, ループ状の微小血管を認める.

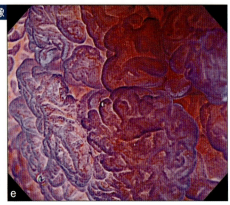

e:c黄枠のクリスタルバイオレット拡大像. 表面構造は松かさ状の構造が重なり合ったpine cone patternを認める.

病理組織像 EMR 標本

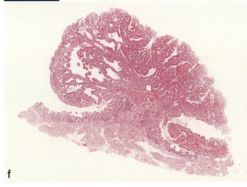
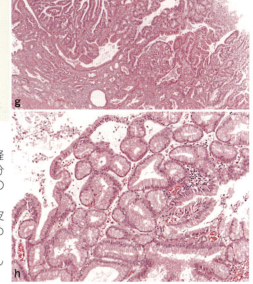
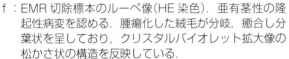
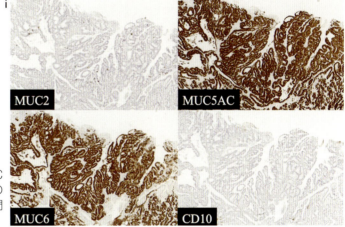

f：EMR 切除標本のルーペ像（HE 染色）．亜有茎性の隆起性病変を認める．腫瘍化した絨毛が分岐，癒合し分葉状を呈しており，クリスタルバイオレット拡大像の松かさ状の構造を反映している．

g：病理組織弱拡大像（HE 染色）．粘液産生の明瞭な上皮を認め，被覆上皮下には小型の腫瘍腺管の増殖を認める．

h：病理組織強拡大像（HE 染色）．腫瘍腺管は異型に乏しい類円形の核を認める．

i：病理組織像（免疫組織化学染色）．病変部は MUC2 陰性，MUC5AC 陽性，MUC6 陽性，CD10 陰性の胃型形質であり，最終診断は幽門腺型腺腫であった．

> **読影ポイント**
> - 胃型腺腫は球部に好発し[1]，異所性胃粘膜や胃上皮化生との関連が推察されている[2]．
> - 胃型腺腫は腸型腺腫に比べ，白色化を伴うことはまれである[1]．
> - 著者らの検討では，クリスタルバイオレット拡大観察での pine corn pattern は幽門腺型腺腫に特異的所見の可能性がある．
>
> **文　献**
> 1) 遠藤昌樹，松本主之，菅井　有：十二指腸腫瘍の診断と治療．Gastroenterol Endosc 2014；56：3763-3774
> 2) 田邊　寛，岩下明徳，原岡誠司，他：十二指腸の腫瘍・腫瘍様病変の病理診断．胃と腸 2011；46：1587-1595

◆腫瘍性病変（腺腫）

23 十二指腸腺腫（腸型・胃型）

（山口和久，山本頼正，河内　洋）

球部 隆起混在型

- 70歳代，女性
- スクリーニング目的で行った上部内視鏡検査で発見された．

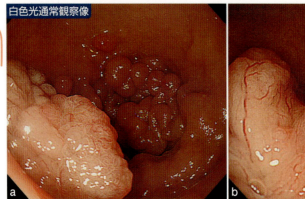

a：十二指腸球部下面に 15 mm 大の分葉状の隆起性病変を認め，大部分は正色調であるが，表面の一部はやや発赤調を呈する．また内部に拡張した血管が透見される．肛門側には，多発する異所性胃粘膜と Brunner 腺過形成を認めた．
b：詳細に観察を行うと，前面側と後面側において粘膜模様が異なり，後面側において，より細かな絨毛構造を呈していることが確認された（黄矢印）．

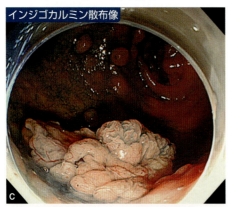

c：インジゴカルミン散布にて，粘膜模様の違いがより明瞭となり，異なる組織が混在する病変である可能性が示唆された．生検にて管状腺腫（軽度〜中等度異型）の診断であった．

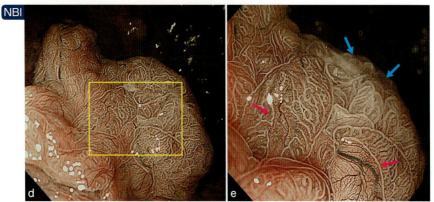

d，e：e は d の黄枠の NBI 併用拡大像．前面側は多彩な表面微細構造を呈しており，一部で窩間部の開大した領域を認め，内部に拡張や蛇行を伴う血管を認めた（赤矢印）．一方で後面側は，不均一であるが，より小型化した構造パターンによって構成されていた（青矢印）．病変内には WOS（white opaque substance）は認めなかった．

病理組織像 ESD標本

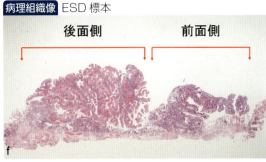

f（HE染色；ルーペ像）：前面側と後面側とで双子山様の隆起を形成している．両者は隣接するも組織学的には連続性がないことから別病変と診断した．

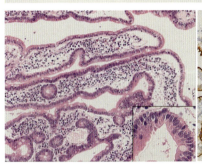
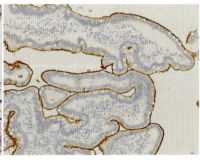

g：前面側病変の中拡大．杯細胞の混在する小腸型上皮より成る腸型管状腺腫である．免疫染色では内腔にCD10陽性となる刷子縁の存在が確認される．

g（左：HE染色，右：CD10免疫染色）

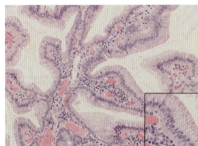
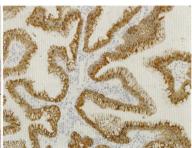

h：後面側病変の中拡大．胃腺窩上皮細胞あるいは粘液腺細胞より成る腫瘍で，細胞異型に乏しく，胃型管状腺腫と診断した．免疫染色MUC5ACが広く陽性となり腺窩上皮への分化が示唆される．MUC6も一部に陽性であった．

h（左：HE染色，右：MUC5AC染色；×20）

> **読影ポイント**
> - 本症例は丈の高い隆起性病変のため存在診断は容易である．
> - 領域性をもって粘膜模様が異なるため，異なる組織型が混在する可能性が想起される．
> - 十二指腸腺腫の大部分は腸型であり，胃型はまれとされる．胃型腺腫は球部が好発部位とされており[1]，肉眼型は有茎性病変が多いとされている[2]．
> - 胃内に発生する胃型腺腫は癌合併率が約30％と高いとされており[3]，十二指腸においても同様に高率であることが近年報告されている[2]（しかし，現在は十二指腸における胃型腺腫に特徴的な内視鏡像については明らかとはなっていないため，生検診断に依存しているのが現状である）．
>
> 文献
> 1) Vieth M, Kushima R, Mukaisho K, et al：Immunohistochemical analysis of pyloric gland adenomas using a series of Mucin 2, Mucin 5AC, Mucin 6, CD10, Ki67 and p53. Virchows Arch 2010；57：529-536
> 2) Hijikata K, Nemoto T, Igarashi Y, et al：Extra-ampullary duodenal adenoma：a clinicopathological study. Histopathology 2017；doi：10.1111/his.13192 [Epub ahead of print]
> 3) Vieth M, Kushima R, Borchard F, et al：Pyloric gland adenoma：a clinico-pathological analysis of 90 cases. Virchows Arch 2003；442：317-321

◆腫瘍性病変（腺腫）

24 十二指腸腺腫（Tubulovillous adenoma，腸型） 〔齋藤　格，牛久哲男，藤城光弘〕

球部前面 0-Ⅱa

> ▶ 70歳代，女性
> ▶ スクリーニング目的に施行した上部消化管内視鏡検査で発見された．

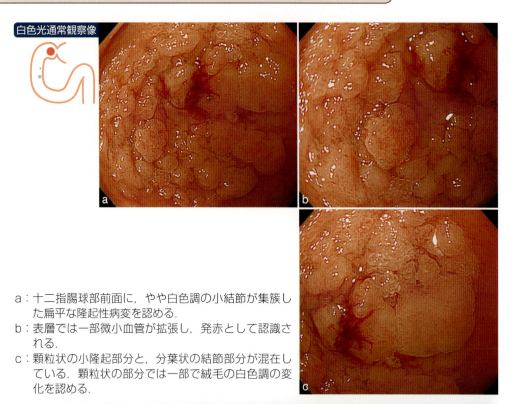

a：十二指腸球部前面に，やや白色調の小結節が集簇した扁平な隆起性病変を認める．
b：表層では一部微小血管が拡張し，発赤として認識される．
c：顆粒状の小隆起部分と，分葉状の結節部分が混在している．顆粒状の部分では一部で絨毛の白色調の変化を認める．

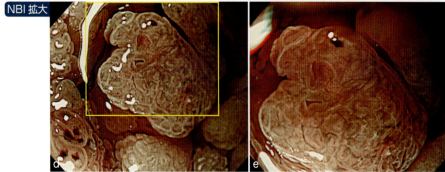

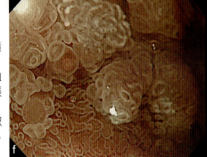

d：結節状の小隆起部では粘液付着のため表面微細構造の観察は困難であった．
e：dの黄色枠のNBI拡大像．粘液付着のため表層の血管は明らかではないが，透見される血管は軽度拡張しており，明らかな口径不同は認められない．
f：病変辺縁では，正常な絨毛構造との明瞭な境界を認める．絨毛構造は大きさ，配列，方向とも概ね整っており，腺腫と考えて矛盾しない所見であった．

病理組織像 ESD 標本

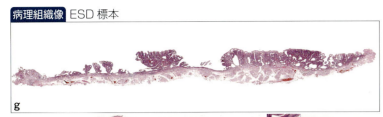
g

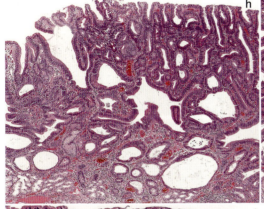
h

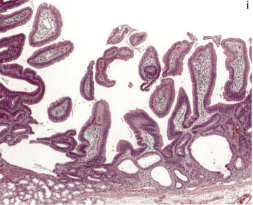
i

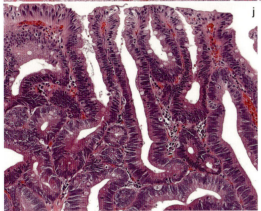
j

g：最大割面のルーペ像．複数の平坦隆起病変から構成される．
h：拡張や分岐を示す管状構造を示し，腺腫としては比較的高度の構造異型を示す．
i：一部では絨毛状構造を示す．
j：強拡大では，小腸型細胞から成り，核は細長く均一，基底側に配列する．構造異型がやや強いが管状絨毛状腺腫と診断される．

病理診断：Tubulovillous adenoma, high grade

読影ポイント
- 十二指腸腺腫は隆起型が多く，好発部位は下行部，球部の順である．
- 癌と非癌の鑑別は，表面微細構造や絨毛内部の微小血管構築像の不規則性などの所見から診断する．

◆腫瘍性病変（腺腫）

25 十二指腸腺腫（腸型）

（片岡陽佑，小田島慎也，牛久哲男）

下行部 0-Ⅱa

- 40歳代，男性
- スクリーニングの上部消化管内視鏡検査で，十二指腸隆起性病変を指摘され，内視鏡治療目的で紹介となり，ESDを施行した．

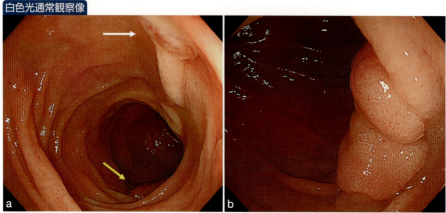

a：十二指腸下行部，主乳頭より肛側に隆起性病変を認める（白矢印：主乳頭，黄矢印：病変）．
b：15 mm 大のⅡaとして認識され，色調は正色調である．表面に発赤や凹凸を伴わず，通常観察では癌を示唆する所見を認めず，腺腫と診断した．

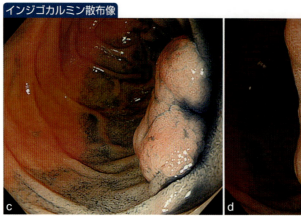
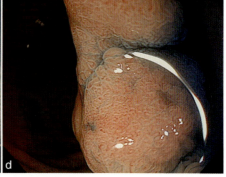

c：病変の境界は隆起に一致して明瞭である．インジゴカルミン散布のコントラストにより，通常観察に比べてやや丈は目立つが明らかな緊満感を認めない．
d：結節や陥凹のない表面平滑な隆起性病変で，管状の粘膜模様を呈する．

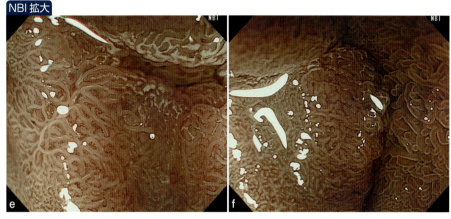

e：白色不透明物質（WOS）の付着を一部に認め，絨毛辺縁上皮（MVE）の分布，方向性は均一で，表面微細構造に明らかな不整を認めない．
f：微小血管構築像は，MVE の走行に一致して，均一な形状として認識される．微小血管構築像，表面微細構造はともに規則的であり，生検検査で管状腺腫の結果であった．

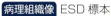 ESD 標本

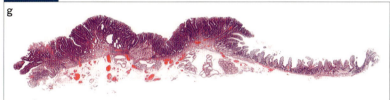

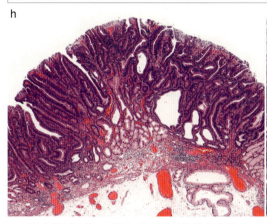
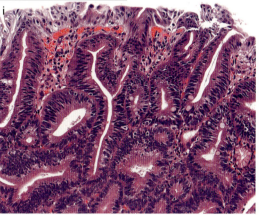

g：最大割面のルーペ像．比較的平坦な隆起病変で，軽度の分葉状を呈する．
h：管状構造をなす腫瘍であり，比較的軽度の配列の乱れや拡張を示す．
i：強拡大では，均一で細長く，基底側に配列した核を有する小腸型の高円柱細胞から成り，腸型の管状腺腫である．
病理診断：Tubular adenoma with moderate to severe atypia

> **読影ポイント**
> ■ 十二指腸腫瘍性病変に対する内視鏡治療を検討するうえで，病変と主乳頭との位置関係を把握することが重要である．
> ■ 十二指腸における腺腫と癌の鑑別は，拡大内視鏡を用いても診断は困難であることがある．

◆腫瘍性病変(腺腫)

26 十二指腸腺腫(腸型)

（片岡陽佑，辻 陽介，牛久哲男）

下行部 0-Ⅱa

➤ 60歳代，男性
➤ スクリーニングの上部消化管内視鏡検査で，十二指腸隆起性病変を指摘され，内視鏡治療目的で紹介となりESDを施行した．

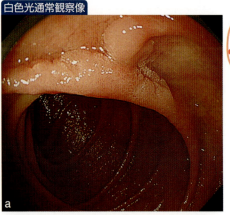
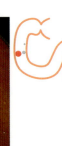

白色光通常観察像

a：十二指腸下行部，主乳頭から90°腹側に15 mm大の扁平隆起性病変を認める．ひだの上にまたがる形で存在し，立ち上がりがなだらかな丈の低い，表面平滑な隆起性病変として認識される．色調は正色調であり，一部辺縁の粘膜に絨毛の白色化を伴う．

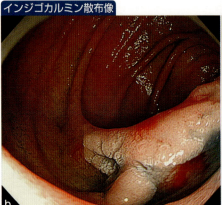
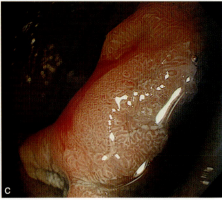

インジゴカルミン散布像

b：インジゴカルミン散布により，病変の境界は明瞭で，結節や陥凹などを伴わない均一な隆起性病変であることから，十二指腸腺腫と診断した．
c：拡大観察では，絨毛様の表面構造を呈し，絨毛の白色化を認める．

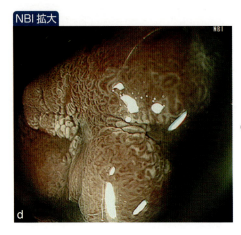

NBI拡大

d：白色不透明物質(WOS)の付着を認め，微小血管構築像については評価不能である．WOSを認めない部位では絨毛辺縁上皮(MVE)の分布，方向性は均一で，表面微細構造に明らかな不整を認めない．内視鏡治療前の生検では，管状腺腫の診断であった．

病理組織像 ESD標本

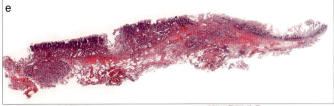
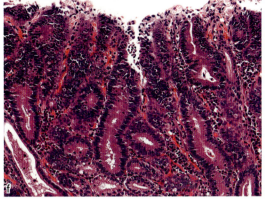

e：最大割面のルーペ像．平坦な隆起病変で，最表層に腫瘍（色調の濃い成分）が存在し，その下にはBrunner腺がみられる．
f：強拡大像．大きさの揃った管状構造を示す腫瘍で，均一な紡錘形核を有する小腸型細胞で構成される．腸型の管状腺腫．

病理診断：Tubular adenoma with moderate atypia

> **読影ポイント**
> ■ 絨毛の白色化は，十二指腸腫瘍性病変にしばしば認められる内視鏡所見である．
> ■ 十二指腸腺腫と癌の鑑別は，内視鏡治療の適応を決めるうえで重要である．癌では，赤色調を呈し，陥凹を伴うことが多いとする報告も存在するが，現状では内視鏡所見のみで両者を判別することは困難とされている．

◆腫瘍性病変(腺腫)

27 十二指腸腺腫(胃腸混合型)

(遠藤昌樹，菅井 有，松本主之)

下行部 0-Ⅱa

- 70歳代，男性
- 消化管スクリーニング目的の上部消化管内視鏡検査で発見された．

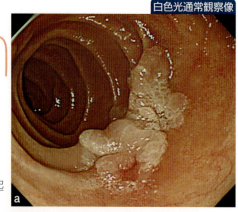

a：下行部主乳頭対側に白色の扁平隆起性病変を認める．

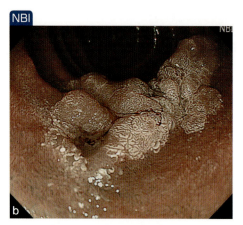

b：白色部がより明瞭に観察される．

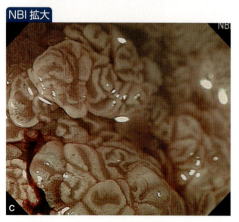

c：微小表面構造は明瞭に観察される．絨毛形態を残しつつ組織密度が増している像であるが不整は認めない．また微小血管像は視認できない．

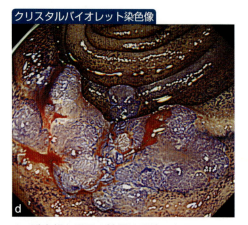

d：腫瘍部と周囲の境界は明瞭である．

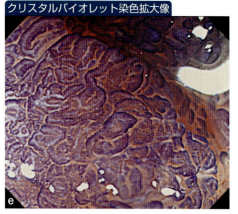

e：整な leaf pattern を呈する．腺腫を考える像である．

|病理組織像| ESD 標本

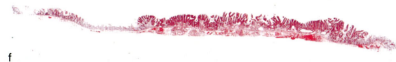

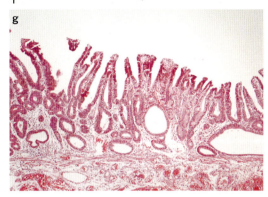

f：ルーペ像．ESD を施行した．Tubulovillous adenoma, moderate atypia, 30×24 mm.
g：核異型，構造異型ともに中等度異型度の腺腫と診断した．

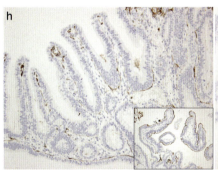

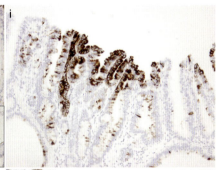

h：CD10 弱陽性．他に MUC2 も陽性で腸型の形質を有した．
i：MUC5AC 陽性．
j：MUC6 陽性．胃型の形質も有し．混合型と診断した．

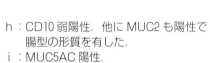

読影ポイント

- 明瞭な境界を有する白色病変である．一見して腸型の形質を有する上皮性腫瘍であると診断できる．
- NBI 拡大観察にて比較的整な表面構造を観察できるが，微小血管像は視認できない．十二指腸上皮性腫瘍では白色化のために血管所見が診断に寄与しない例が一定の確率で存在する．
- クリスタルバイオレット染色による拡大観察像[1]は表面構造を普遍的に評価できるため有用である．

文献
1) 遠藤昌樹，松本主之，菅井 有：十二指腸腫瘍の診断と治療．Gastroenterol Endosc 2014；56：3763-3774

◆腫瘍性病変（腺腫）

28 十二指腸腺腫（高異型度腺腫，腸型）

（岩井朋洋，角嶋直美）

下行部 0-Ⅱa

- 60歳代，男性
- 血小板減少（5万/μL）のスクリーニング目的に施行した上部内視鏡検査で指摘された．

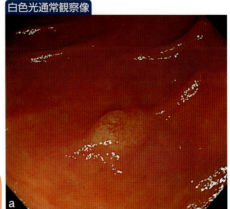

a：下十二指腸角近傍の十二指腸下行部に8 mm大の褪色調を呈する丈の低い隆起性病変を認める．小病変であり評価は難しいが分葉傾向がみられず，病変の頂部には腺管開口部様の陥凹を認める．

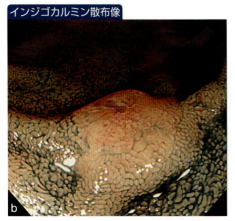

b：境界はより明瞭となり，周囲と異なるやや細かい粘膜模様を呈し，頂部ではやや延長し，中心はわずかに陥凹している．

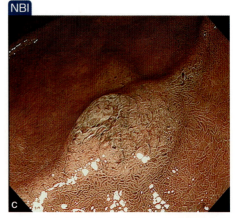

c：やや大小不同を伴う細かい粘膜構造を認め，中央の陥凹部では白色化を伴い粘膜構造が不明瞭となっている．分葉傾向はなく，陥凹傾向を有する隆起性病変であり，癌または高異型度腺腫を疑った．本例は多発病変のため十二指腸部分切除術を施行した．

病理組織像 手術標本

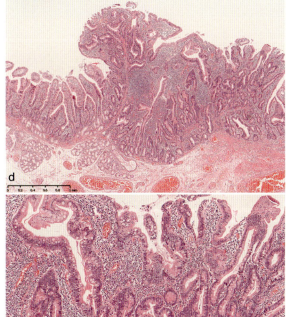

d, e：病理組織は 7 mm の 0-IIa の高異型度腺腫であった．HE 染色ではやや腫大した核が極性を保ちながら増殖する腺管構造を認め，やや分岐・配列の乱れを伴い，高異型度腺腫と診断する．病変の近傍には Brunner 腺を認めるが，病変との明らかな連続性はみられない．

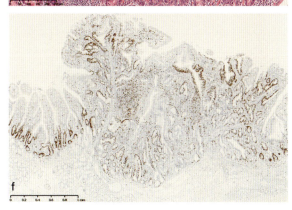

f：Ki-67 染色では陽性細胞が一部は極性が保たれているが，一部ではびまん性に陽性細胞が発現しており，高異型度腺腫として矛盾しない．

読影ポイント
- 十二指腸腺腫と癌の鑑別において，色調や陥凹の有無，分葉の不均一やくずれが癌を疑う所見である．
- 色素散布や NBI 観察により表面構造がより明瞭となる．

◆腫瘍性病変（腺腫）

29 十二指腸腺腫（高異型度腺腫，腸型）

（中野　薫，山本頼正，河内　洋）

下行部 0-Ⅱa

➤ 60歳代，女性
➤ 検診のバリウム造影検査で十二指腸下行部に扁平隆起を指摘された．

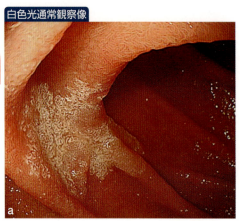

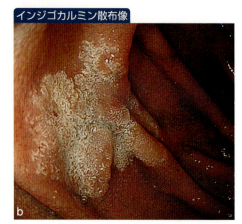

a：乳頭肛門側の下行部内側に境界明瞭な白色平坦隆起性病変を認める．境界は明瞭であり，上皮性病変を疑う．病変径は20 mm程度である．病変内には白色の部分と発赤の部分が混在し，発赤部はやや陥凹している．

b：インジゴカルミン散布像では陥凹部は目立たず，白色化した病変辺縁との高低差はあまりないことがわかる．肉眼型は0-Ⅱaである．

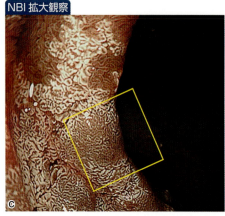

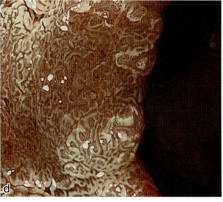

c：NBI 拡大観察では絨毛の白色化がみられる部分は白色に，発赤調であった部分は茶色に見える．白色の部分は white opaque substance（WOS）と考えられる．

d：WOS が存在する部分では血管は透見できない．白色光で発赤の部位は WOS が消失し，軽度の微細血管不整を認め高異型度腺腫と診断した．

術前診断は 20 mm の十二指腸高異型度腺腫で，内視鏡的粘膜下層剥離術（ESD）が施行された．

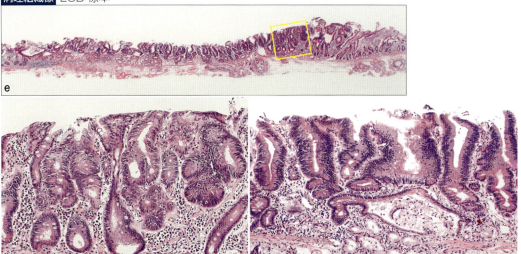

e：病変部ルーペ像．病変は 20×14 mm 大で，周囲粘膜に比して軽度の隆起を形成する．
f：陥凹と一致する部分（e の黄枠部）の強拡大像．腺管密度が高く，円形に近い核が重層化した異型度の高い細胞が粘膜表層から粘膜筋板付近まで腺管内をほぼ全層性に置換している．
g：病変の口側（e とは別の切片）には low-grade adenoma の成分を認める．

> 最終診断：Tubular adenoma with severe atypia（high-grade adenoma），0-Ⅱa，20×14 mm，VM（−），HM（−）
> ESD で治癒切除であった．

読影ポイント

- 境界を明瞭に認識できる扁平隆起性病変であり，上皮性腫瘍を考慮する．
- 本症例では表面に不均一に分布する WOS を認め，高異型度腺腫を疑う所見である．
- 菊池らは十二指腸非乳頭部の NBI 拡大内視鏡における粘膜微細模様について，個々の粘膜微細模様が残存している preserved pattern，周囲の健常粘膜よりも明らかに小型化した微細模様が残存しているものを micrified pattern，微細模様が融合し構造が不明瞭となっているものを absent pattern と分類した[1]．本症例の NBI 拡大観察では構造の不明瞭化は認めないが，大小の粘膜微細模様が混在した mixed pattern であり，これも高異型度腺腫を疑う所見である．

文献
1）菊池大輔，布袋屋修，飯塚敏郎，他：十二指腸上皮性腫瘍の内視鏡診断― NBI 拡大内視鏡を用いた十二指腸非乳頭部腫瘍の診断．胃と腸 2016；51：1566-1574

◆腫瘍性病変（腺腫）

30 十二指腸腺腫（高異型度腺腫，腸型）

（山本安則，山本頼正，河内　洋）

下行部　0-Ⅱa＋Ⅱc

- 30歳代，女性
- 家族性大腸腺腫症（FAP）の診断を受け，スクリーニング上部消化管内視鏡検査にて発見．

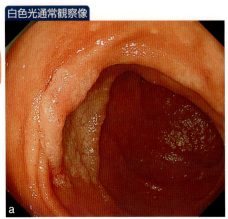
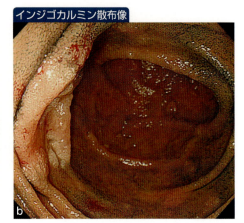

a：下行部前壁に 25 mm 大の境界明瞭な白色扁平隆起性病変を認め，表面に一部は軽度の発赤を呈する．白色調の部分は milk-white mucosa を疑う所見で，病変の境界は明瞭であり，上皮性腫瘍と診断できる．

b：インジゴカルミン散布像では，境界はより明瞭となり中央部はわずかに陥凹を呈するため，Ⅱa＋Ⅱc 型と診断した．病変自体の厚みは乏しく，また粗大結節も認めないため，高度異型腺腫または粘膜内癌と判断した．

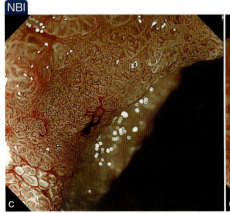
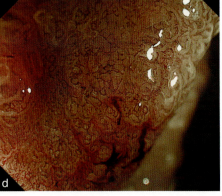

c：発赤調を呈する陥凹部の NBI 併用拡大観察では，表面微細構造は大小不同を示し，一部は不明瞭化している．

d：微小血管構築像は，network を形成した口径不同な血管や拡張した loop 状血管を認め高度異型腺腫から粘膜内癌を示唆する所見であった．

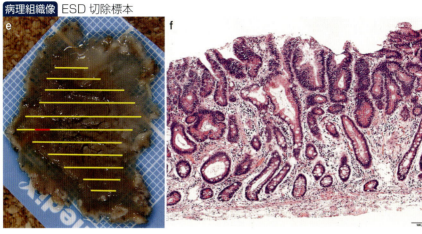

病理組織像 ESD切除標本

e：切除標本．病変の大きさは 30×22 mm．病変境界は隆起部に一致．
f：拡大組織像（e の赤ライン部．HE 染色，×100）．
　病理診断は高度異型腺腫で，切除断端は陰性であった．

読影ポイント

- 十二指腸腫瘍において，低異型度腺腫と高度異型度腺腫～腺癌を鑑別することは治療方針を決定するうえで重要であるが，肉眼型，大きさなどの特徴は報告によりさまざまでありコンセンサスを得られたものはない．部位，表面性状は両者の鑑別点にはならないとされる[1]．
- 絨毛の白色化は，腺腫・癌に特徴的な所見とされ，腺腫ではほとんどの症例で認める．癌では一部分のみ，もしくは認められないものが多いとされ，「白色絨毛の減少」が鑑別の一助になる[1]．
- Yoshimura ら[2]は，通常内視鏡での milk-white mucosa が，見られないもしくは陥凹の辺縁のみに存在する症例や，NBI 併用拡大内視鏡で，粘膜模様の不明瞭化，network pattern を示す irregular な微小血管構築を示す症例には高度異型度腺腫～腺癌が多いと報告している．
- 本症例でも，通常内視鏡で milk-white mucosa は病変全体には認めず，また NBI 併用拡大内視鏡で粘膜模様の不明瞭化と不整な微小血管を認め，高度異型腺腫から粘膜内癌を疑い，内視鏡切除を行った．
- 十二指腸腺腫は FAP 患者の 30～90 % に認められ，腺腫有病率は 40 歳を過ぎると上昇し，最終的には 90 % に達するとされる[3]．よって十二指腸病変に関しても定期的な内視鏡フォローを念頭におく必要がある．

文献

1) 藤浪 斗，稲土修嗣：早期十二指腸腫瘍の内視鏡診断．胃と腸　2015；50：629-629
2) Yoshimura N, Goda K, Tajiri H, et al：Endoscopic features of nonampullary duodenal tumors with narrow-band imaging. Hepatogastroenterology　2010；57：462-467
3) Brosens LA, Keller JJ, Offerhaus GJ, et al：Prevention and management of duodenal polyps in familial adenomatous polyposis. Gut　2005；54：1034-1043

◆腫瘍性病変（腺腫）

31 十二指腸腺腫（腸型）

（水谷浩哉，小田島慎也，牛久哲男）

球部前面 0-Ⅱc

➤ 40歳代，男性
➤ スクリーニングの上部消化管内視鏡検査で十二指腸球部に発赤陥凹病変を指摘され，生検でGroup 3の診断であり，紹介受診となった．

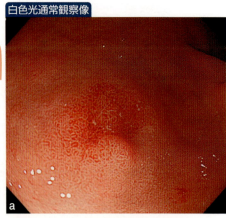

a：十二指腸球部前面に10 mm大程度の辺縁隆起を伴う浅い陥凹面を認める．周囲粘膜の引きつれは認められず硬さは感じられない．陥凹面の色調は鮮紅調でうっ血を示唆されるが，陥凹面周囲にもその発赤は広がるように見え，病変の境界は不明瞭である．

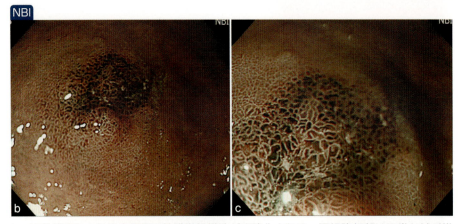

b：NBI観察により病変周囲の粘膜微細構造が明瞭化される．辺縁隆起部は正常な絨毛構造を保っており，陥凹主体の病変と考えられる．
c：NBI拡大観察（弱拡大）では，大きさ・形状がやや不均一な絨毛状構造を呈する領域を認める．微小血管構造は観察できないが，境界明瞭な限局性病変であり，生検結果と合わせてこの範囲での上皮性腫瘍と診断できる．

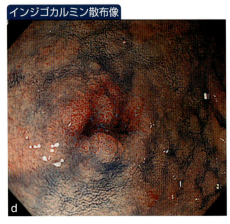

d：正常・病変の表面構造が明瞭になり，表面構造の差により病変範囲を認識できる．

病理組織像 ESD 標本

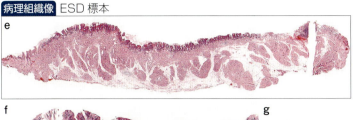

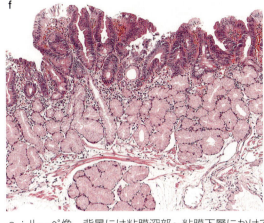
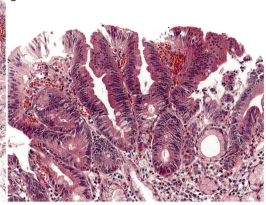

e：ルーペ像．背景には粘膜深部〜粘膜下層にかけて広範囲に Brunner 腺過形成が認められる．
f：腫瘍は粘膜表層に限局して存在し，深部側には過形成性の Brunner 腺がみられる．
g：強拡大では，低異型度の小腸型高円柱状細胞から成る．核は細長く，基底側に配列する．腸型の管状腺腫である．

> **読影ポイント**
> - 陥凹主体の病変ではあるが，病変境界は陥凹面を越えているため，白色光では境界が不明瞭と判断した．
> - NBI 拡大観察により，大きさ，形状がやや不均一な絨毛構造を呈する境界明瞭な限局性病変として認識でき，上皮性腫瘍と診断できる．
> - 絨毛構造の不整はわずかであること，微小血管構造が観察できないことから癌・腺腫の診断は困難であった．

◆腫瘍性病変（粘膜内癌）

32 十二指腸癌（Peutz-Jeghers polyp 由来粘膜内癌） （齋藤 格，辻 陽介，牛久哲男）

上十二指腸角 0-Ip

- 60歳代，男性
- 総胆管結石に対する ERCP 時に十二指腸有茎性病変を指摘された．

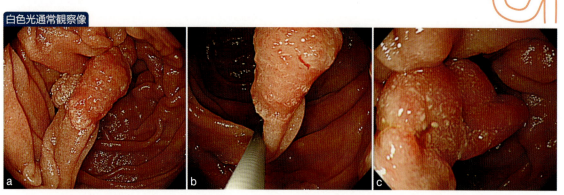

白色光通常観察像

a：上十二指腸曲に有茎性，発赤調の隆起性病変を認める．茎部の健常粘膜と病変の境界は明瞭に認識することができる．
b：病変は管腔内に垂れ下がっており，鉗子で押すと茎部は軟らかく陥凹する．
c：表面は凹凸不整で，絨毛の一部は白色調の変化を認める．

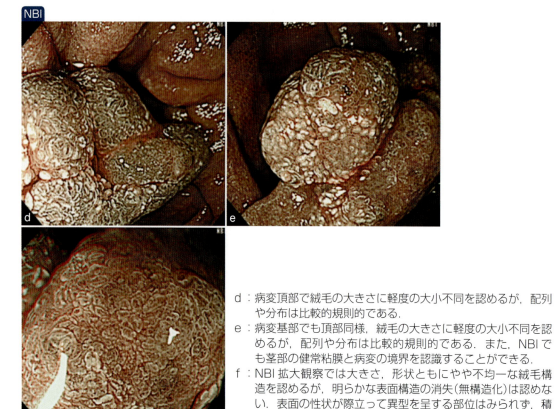

d：病変頂部で絨毛の大きさに軽度の大小不同を認めるが，配列や分布は比較的規則的である．
e：病変基部でも頂部同様，絨毛の大きさに軽度の大小不同を認めるが，配列や分布は比較的規則的である．また，NBIでも茎部の健常粘膜と病変の境界を認識することができる．
f：NBI 拡大観察では大きさ，形状ともにやや不均一な絨毛構造を認めるが，明らかな表面構造の消失（無構造化）は認めない．表面の性状が際立って異型を呈する部位はみられず，積極的に癌を疑う所見は認められなかった．

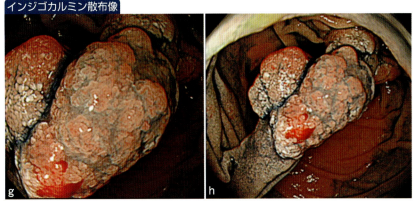

g：インジゴカルミン散布により，表面の凹凸がさらに明瞭に描出される．
h：基部で病変の境界がより明瞭に描出される．分葉状に集簇した結節もより明瞭となる．

病理組織像 EMR標本

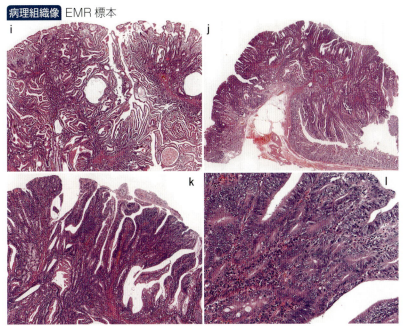

i：ポリープの大部分は細胞異型が乏しく，分岐や拡張を示す腺管から構成される．平滑筋の軸を伴う分葉構造もみられる．過誤腫性ポリープ（Peutz-Jeghers型）をベースとした病変と考えられる．
j：癌を含む切片のルーペ像．過誤腫性ポリープの所見が主体だが，上方表層部で悪性転化をきたし，色が濃く見える領域がある．
k：癌化部の弱拡大．異型の乏しい過誤腫性腺管を背景に，核の腫大や密度の増加した異型腺管増殖が認められる．
l：癌化部の強拡大．類円形の核腫大や核小体の明瞭化した腸型細胞から成り，癒合腺管を形成する高分化管状腺癌である．過誤腫性ポリープの癌化と考えられる．

読影ポイント
- 十二指腸上皮性腫瘍の内視鏡診断は，病変の境界（demarcation line；DL）の存在と，NBI拡大観察での粘膜微細構造や微小血管構築像の評価が有用である．
- インジゴカルミン散布像では病変表面の凹凸がより明瞭に描出できるようになる．
- 本例では術前の内視鏡所見では積極的に癌といえるまでの所見は認めず，EMRにて切除を行い病理で癌化が確認された．

◆腫瘍性病変（粘膜内癌）

33 十二指腸癌（腺腫内癌）

（城間　翔，山本頼正，河内　洋）

下行部　0-Ip

- 40歳代，男性
- スクリーニング目的の上部消化管内視鏡検査で発見された．

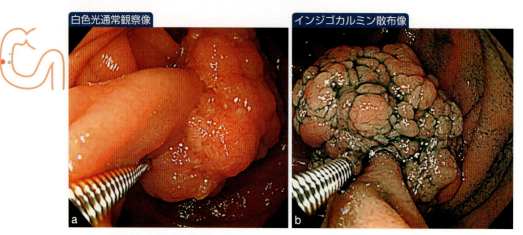

a：十二指腸下行部の主乳頭対側に太さ10 mmの茎をもつ0-I型ポリープを認める．ポリープの頭部は30 mmで分葉を呈する．
b：インジゴカルミン散布にて，頭部の分葉構造は不均一に大小不同を呈するが，粗大な結節や陥凹は認めない．茎は柔らかく，病変の可動性は良好である．

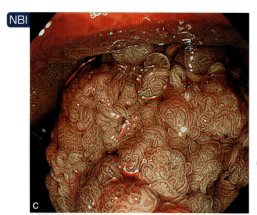

c：NBIを用いた弱拡大での観察では，大小不同の分葉構造内の血管に明らかな不整は認めなかった．頭部からの生検では低異型度腺腫の診断であった．

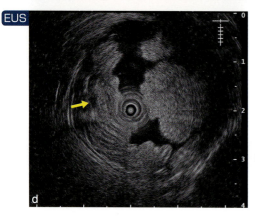

d：EUSによる茎部の観察では明らかな粘膜下層浸潤を疑う所見は認めず，直径1 mm程度の血管と思われる線状無エコー（黄矢印）が確認された．

頭部に大小不同の分葉構造を認める30 mmのIpポリープであり，生検では低異型度腺腫であったが，病変深部で高異型度腺腫から粘膜内癌の混在も疑われたため，内視鏡切除の方針となった．

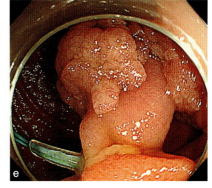

e：茎が10 mmと太く，内部に血管も認めたため，留置スネアを併用して切除を行った．

病理組織像 内視鏡切除標本

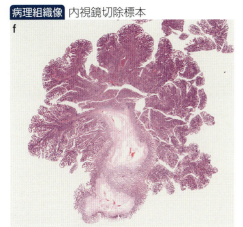

f：切除検体は29×23×22 mm 0-ⅠのCancer in adenomaであった．
g：ポリープ表層は異型に乏しい腫瘍腺管に覆われており腺腫と診断された．
h：ポリープ内部に構造異型，核異型を伴う腺管があり高分化型管状腺癌で深達度は粘膜内癌であった．

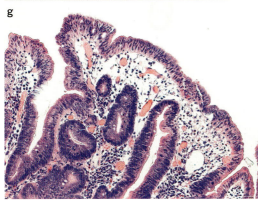
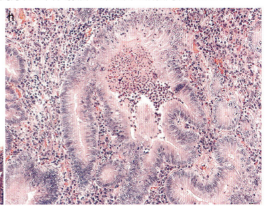

読影ポイント
- 本症例のような隆起性病変では表層の上皮は異型が乏しく，深部に癌が混在することもあるため，20 mmを超える病変や表面構造の不整を認める場合は，積極的な内視鏡切除の対象となる．
- 有茎性病変に対する超音波内視鏡（EUS）は，茎部での粘膜下層浸潤の診断だけでなく，茎部の血管径も計測できるため，治療方針の決定に有用である．
- 10 mm以上の茎をもつ有茎性病変では，内視鏡切除時の出血を予防するために，留置スネアの併用が有用である．

◆腫瘍性病変(粘膜内癌)

34 十二指腸癌(腸型粘膜内癌)

(大木大輔, 坂口賀基, 牛久哲男)

上十二指腸角 0-Ⅰs

> 40歳代, 女性
> 胃粘膜下腫瘍のフォローアップ目的の上部消化管内視鏡検査で発見され, 生検で癌が疑われたため精査加療目的に当科紹介となった.

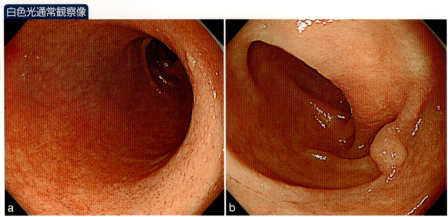

a：背景十二指腸粘膜には明らかな異常所見を認めない.
b：上十二指腸角の背側, 輪状に走行する Kerckring ひだ上に 8 mm 大の立ち上がりが急峻な扁平隆起性病変を認める. 色調は正色調〜軽度白色調を呈し, 周囲との境界は明瞭である. 表面はなだらかで明らかな凹凸は有さず, 形態不整を認めないため腺腫と診断した.

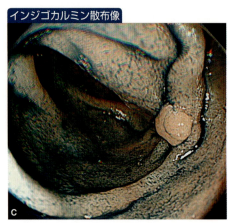

c：インジゴカルミン散布により隆起部分では色素を弾き, 周囲との境界がより明瞭となり, 肉眼型は 0-Ⅰs 型と診断した. Kerckring ひだの引きつれは認めず, 空気量を調節することにより形態の伸縮・変形を良好に認め, 病変の硬さは認めず腺腫の診断に矛盾しないと判断した.

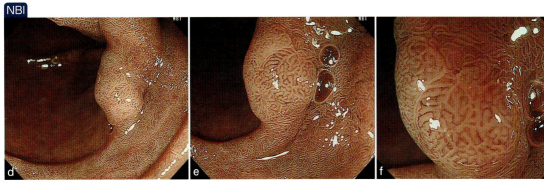

d：NBI非拡大観察では管状腺管構造を呈し，周囲正常粘膜の絨毛構造との構造境界が認識される．色調は周囲正常構造と比較して同色調～白色調を呈する．
e：NBI弱拡大観察では生検瘢痕と思われる線状陥凹を一部認めるが，全体として管状から樹枝状の腺管構造が認められ，腺管の走行，大きさは均一である．病変全体を通してWOSは認めない．
f：NBI強拡大観察でも腺管構造の大小不同や形状不均一は認めない．腺管構造における絨毛辺縁上皮および窩間部も視覚化されるが，その分布・配列はいずれも規則的であり，粘膜上皮下の微小血管像もその方向性・配列は規則的であり径も均一である．内視鏡診断では粘膜内癌を示唆する所見を認めず，腺腫に矛盾しない所見と判断した．

病理組織像 EMR標本

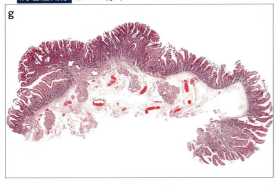
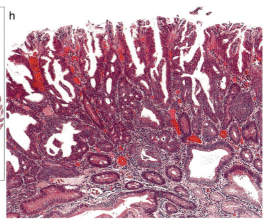

g：最大割面のルーペ像．左上方に隆起を示す腫瘍が認められる．
h：乳頭管状，癒合管状構造を示す腸型の高分化管状腺癌である．

読影ポイント
- 十二指腸粘膜内癌の診断にはNBI強拡大観察所見として表面粘膜構造の不明瞭化や網目模様の粘膜上皮下の微小血管像が特徴的かつ有用と報告されている．
- 本症例においては前医の生検からは腺癌が疑われたが粘膜内癌を示唆する内視鏡所見を認めず生検結果と内視鏡診断に乖離があった．内視鏡切除の最終病理結果は粘膜内癌の診断であった．
- 十二指腸粘膜内癌の診断には内視鏡的生検による病理学的評価が，内視鏡診断と比較して感度が低いという報告もある．術前に生検を行うことにより線維化を惹起するため生検の適応は慎重に判断する必要があるが，本症例のように内視鏡所見から粘膜内癌を術前に診断できないこともある．

◆腫瘍性病変（粘膜内癌）

35 十二指腸癌（胃型粘膜内癌）

（小坂　崇，遠藤昌樹，菅井　有）

球部 0-Ⅱa

➤ 70歳代，男性
➤ 検診目的の上部消化管内視鏡検査で発見された．

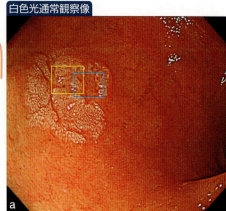

a：球部前面に，平坦隆起性病変を認める．病変全体に絨毛の白色化を認め，内部は溝状に分葉され，一部に白色化の消失した陥凹を認める．

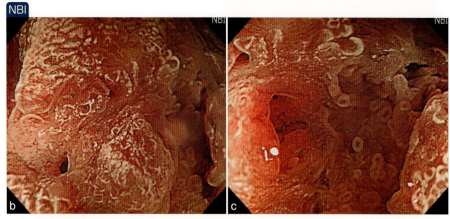

b：a黄枠のNBI拡大像．白色上皮のため微小血管構造は観察できない．白色物が目立たない部位での表面構造は通常の絨毛とは異なり胃腺窩上皮類似である．陥凹部では粘液開口部を認める．
c：a青枠のNBI拡大像．陥凹した部位に乳頭状の表面構造と，粘液開口部を認める．拡張，蛇行，口径不同などの異常血管像も認められた．

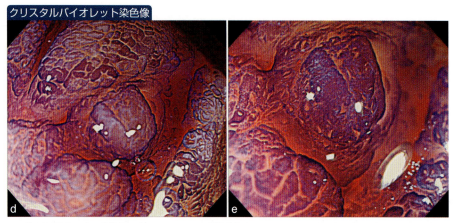

d：陥凹周辺の表面構造は整なleaf like（葉状）patternであるが，陥凹内では円形の小型構造や表面構造が消失している部分も認める．
e：dの拡大像．表面構造の不整，不明瞭化を認める．

病理組織像 内視鏡切除標本

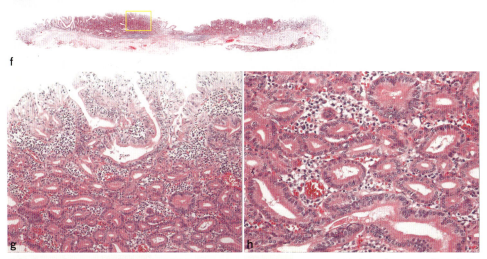

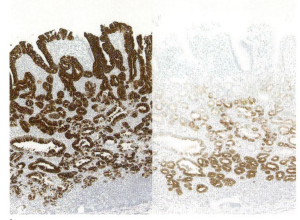

f：HE染色標本ルーペ像．中心に陥凹を伴う，平坦な隆起性病変である．
g：HE染色中拡大像（fの黄枠）．表層部は腺窩上皮類似の腫瘍上皮で被覆されている．被覆上皮直下には不規則な吻合を示す胃幽門腺類似の小型腺管の増生を認める．
h：HE染色強拡大像．幽門腺類似の小型腫瘍腺管は，軽度異型を示す類円形核を有している．細胞質はやや好酸性である．細胞異型は強くないが，構造異型を示す点より高分化型腺癌と診断される．
i：免疫組織化学染色像．MUC5AC（左図）は被覆腫瘍上皮および小型腺管のいずれにおいても陽性，MUC6（右図）は被覆上皮下の小型腫瘍腺管に陽性であり，胃型形質を示す腫瘍である．

読影ポイント

- 表在癌は腺腫（低異型度）と比較して，腫瘍サイズが大きく，発赤調で中心陥凹を呈するものが多い．
- 絨毛の白色化は腺腫と共通の所見である．
- 拡大内視鏡所見では，微細表面構造と微細血管構造の観察が有用であるが白色化のため血管所見は観察できない例が多い．そのためクリスタルバイオレット染色による表面構造の不整に着目することが重要である[1]．
- 球部腫瘍の粘液形質は胃型が多い．これは，腫瘍周囲粘膜に胃腺窩上皮化生，または異所性胃粘膜を有することが多いことが発生に関与していると考えられる[2]．

文献
1) 遠藤昌樹, 松本主之, 菅井 有：十二指腸腫瘍の診断と治療．Gastroenterol Endosc 2014；56：3763-3774
2) 田邉 寛, 岩下明徳, 原岡誠司, 他：十二指腸の腫瘍・腫瘍様病変の病理診断—腺腫と癌の診断基準と臨床病理学的特徴．胃と腸 2011；46：1587-1595

◆腫瘍性病変（粘膜内癌）

36 十二指腸癌（胃型粘膜内癌）

（竹内千尋，小野敏嗣，牛久哲男）

球部前面〜下面 0-Ⅱa+Ⅰs

- 80歳代，男性
- スクリーニング目的の上部消化管内視鏡検査で偶然発見された十二指腸腫瘍で紹介．

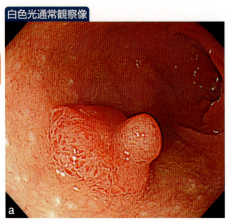

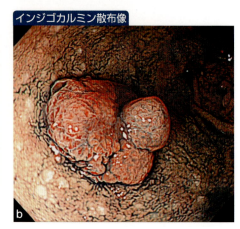

a：十二指腸球部前面から下面にかけて，12 mm大の境界の比較的明瞭な発赤調の隆起性病変を認め，後面側に一部丈の高いポリープ様隆起を認める．前医での生検の影響も考えられるが，中央部はやや陥凹して見え表面構造は腫瘍辺縁と比較し密な印象であった．

b：口側の隆起の立ち上がりがより明瞭に観察され，平坦なⅡa成分の上にポリープ様隆起を認めるⅡa+Ⅰs腫瘍と診断した．

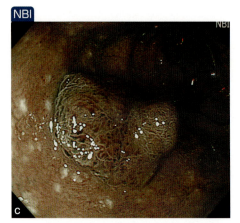

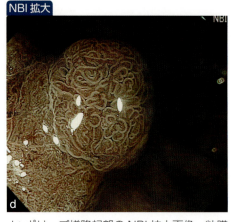

c：NBI観察では腫瘍部の境界は比較的明瞭で，発赤の強いⅡa部はよりbrownishな色調が強調された．腫瘍は厚みを感じるが，脱気すると柔らかく変形は良好であった．

d：ポリープ様隆起部のNBI拡大画像．粘膜模様は比較的均一な脳回様の絨毛様構造として確認でき，内部の血管は一部拡張を認めるものの異型は乏しく，同部は腺腫〜高分化腺癌相当と判断した．

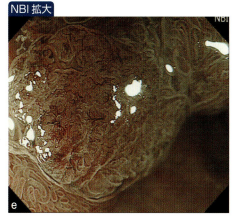
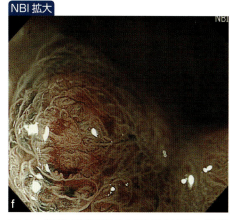

e：Ⅱa部中央，やや陥凹して見える部分のNBI拡大画像．粘膜模様は消失しており，同部には拡張・蛇行・口径不同・形状不均一を認める異型血管を認め，癌が強く疑われた．同部位からの生検では，高分化腺癌と診断された．

f：Ⅱa部前面側辺縁のNBI拡大画像．粘膜模様は不均一かつ非対称であり，とくに不明瞭化している部分においてはeと同様に異型血管が目立ち，癌相当と考えられた．

病理組織像

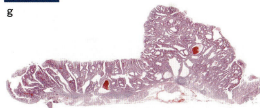
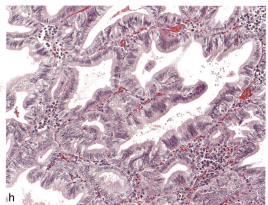

g：最大割面のルーペ像．平坦隆起部，丈の高い隆起部ともに同様の組織像を示す．複雑な乳頭管状構造をなす腫瘍で，粘膜内に限局している．

h：強拡大像．類円形で軽度〜中等度腫大した核，やや明るい淡好酸性細胞質を有する胃型の細胞で構成される腫瘍である．浸潤性増殖は明らかでないが，構造異型および中等度の核異型を示すことから，胃型の腺癌（上皮内癌）と診断される．

読影ポイント
- 本症例においては，通常光観察の時点で腫瘍が強い発赤調であり一部陥凹して見えることから癌が強く疑われた．
- NBI拡大観察を癌と非癌の鑑別に用いる場合には，胃や大腸病変の鑑別の際と同様に粘膜模様と血管模様の変化に注目して判断する．
- 本症例のように，粘膜模様が不明瞭化している所見や，拡張・蛇行・口径不同・形状不均一といった異型を認める血管模様を呈した場合は，癌を強く疑う所見である．

◆腫瘍性病変(粘膜内癌)

37 十二指腸癌(腸型粘膜内癌)

(新美惠子,小田島慎也,牛久哲男)

下行部 隆起型

➤ 60 歳代,女性
➤ 以前より,十二指腸腺腫でフォローしていたが,生検にて Group 4 と診断された.

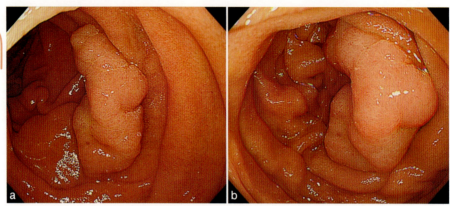

a:十二指腸下行部(Vater 乳頭より 3 cm 肛門側・対側)に,20 mm 大の立ち上がり急峻なくびれをもった境界明瞭な隆起性病変を認めた.色調は正色調を呈する.
b:厚みはあるものの,空気量調節にて容易に変形し,やわらかい.

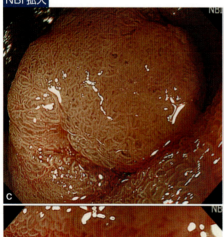

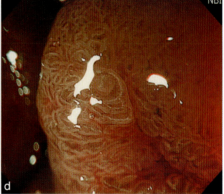

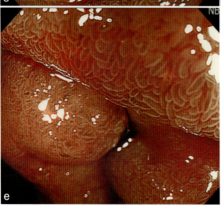

c:NBI 拡大観察(中等度)では,周囲粘膜は規則的な絨毛構造を観察できる.病変部の表面粘膜構造はわずかに不整・不均一であるが,腺腫・粘膜内癌の鑑別は困難な症例である.
d:NBI 拡大観察(強拡大)観察では,一部血管が絨毛間を不規則に走行した異型を認めたが,前回生検の影響も考えられた.
e:表面構造の変化で,境界を追うことができた.

病理組織像 EMR標本

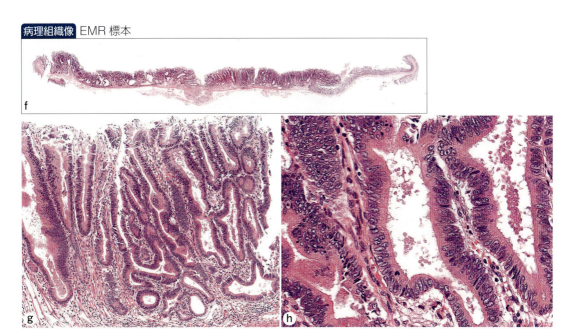

f：最大割面のルーペ像．平坦隆起性病変で，腫瘍は粘膜内に限局．
g：不規則な管状構造を呈する腫瘍で，腺の異常吻合もみられる．
h：強拡大像．腺腫との鑑別が問題となる腫瘍であるが，核の淡明化や核小体の明瞭化もみられ，低異型度の高分化管状腺癌と診断．

読影ポイント
- 陥凹性病変や発赤調の病変は，癌の可能性がある．
- 腺腫は境界明瞭な白色調の隆起性病変として認識されるが，本症例のような隆起型は，腺腫と癌を正確に鑑別することは内視鏡上は難しいことも多い．
- NBI拡大観察による，不整・不均一な表面微細構造や微細血管所見は，癌を疑う所見である．

◆腫瘍性病変（粘膜内癌）

38 十二指腸癌（胃型粘膜内癌）

（皆月ちひろ，牛久哲男，藤城光弘）

下行部外壁 0-Ⅱa＋Ⅱc

> ➤ 60歳代，女性
> ➤ 定期的に受診していたスクリーニングの内視鏡検査で発見された．

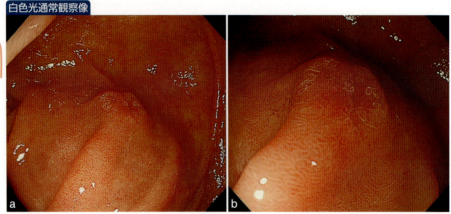

a：上十二指腸角から下行部に入った外壁に，5mm大の中央が軽度陥凹した扁平な隆起性病変を認める．扁平隆起部の色調は正色調〜一部白色化を呈し，中心に淡い発赤調の陥凹面を伴う．
b：白色光での近接画像．腫瘍の境界は白色調の粘膜の外側に追うことができるが，一部不明瞭である．

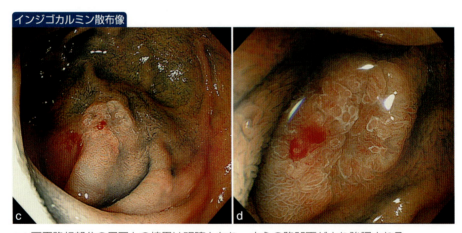

c：扁平隆起部分の周囲との境界は明瞭となり，中心の陥凹面がより強調される．
d：送脱気で容易に変形する非常に柔らかい病変で，陥凹面も深部浸潤を疑うような深い陥凹ではないため，粘膜内癌と診断した．

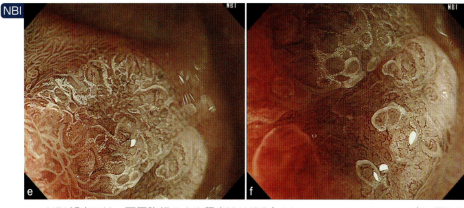

e：NBI 観察では，扁平隆起の 2/3 程度は WOS（white opaque substance）に覆われており，中心の陥凹面は淡い brown の領域として認識できる．WOS 存在部位では MCE（marginal crypt epithelium）と微小血管は認識できず，WOS は irregular なパターンを呈していた．

f：陥凹面の NBI 拡大画像．MCE は消失しており，走行不整，口径不同のある蛇行した微小血管を認める．WOS の所見と合わせて，癌に矛盾しない所見と判断した．前医での生検で "atypical epithelium" の診断だったが，内視鏡像と合わせ，高分化型腺癌と診断された．

病理組織像 EMR 標本

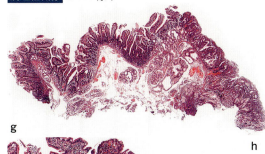

g：ルーペ像．右上の粘膜内に腫瘍が存在し，直下には Brunner 腺の過形成巣がある．

h：病変部の弱拡大．腫瘍は粘膜内に限局し，複雑な乳頭管状構造を示す．

i：強拡大では胃腺窩上皮あるいは幽門腺と類似した胃型の腫瘍である．細胞異型は比較的軽度ながら，構造異型が強く，高〜中分化管状腺癌と診断．

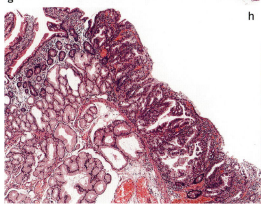
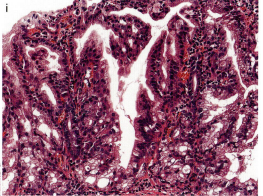

読影ポイント
- 十二指腸腺腫と癌の鑑別において，胃や大腸病変と同様に，陥凹型病変や発赤調粘膜は悪性化を疑う所見である．
- NBI 拡大観察で表面微細構造や血管像の不整は，悪性を疑う所見であり，胃や大腸の拡大所見を参考に診断することが可能である．

◆腫瘍性病変（粘膜内癌）

39 十二指腸癌（腸型粘膜内癌）

（高橋 遼，山本頼正，河内 洋）

下十二指腸角 0-Ⅱc

> ▶ 50 歳代，男性
> ▶ 検診スクリーニングで受けた上部消化管内視鏡検査にて発見された．

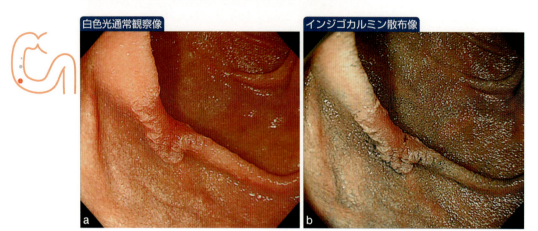

a：下十二指腸角に境界明瞭で辺縁が不整な陥凹を認め，上皮性腫瘍を疑う所見である．陥凹の辺縁は軽度隆起した白色調で，陥凹部は発赤調を示し，いわゆる marginal type の milk-white mucosa を呈する病変である[1]．腫瘍径は 10 mm と診断した．
b：インジゴカルミン散布にて病変境界はより明瞭化し，陥凹部は周囲粘膜より明らかに発赤しており，marginal type の milk-white mucosa の所見と合わせて，高度異型腺腫以上を疑う病変である．

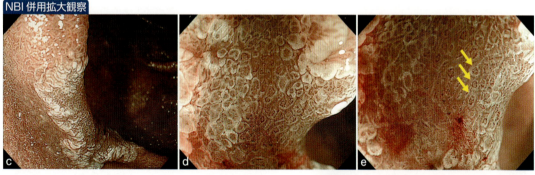

c：非拡大像．腫瘍辺縁の milk-white mucosa は NBI 併用拡大所見での white opaque substance（WOS）の所見である．
d：中拡大像．辺縁に近い陥凹内部では小型の表面微細構造を呈し，WOS も消失している．
e：中拡大像．陥凹病変の中央の surface pattern が消失しつつある部位では，一部に loop を形成した不整な微小血管を認め（矢印），粘膜内癌も示唆する所見である．

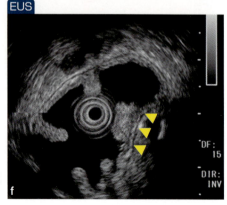

f：超音波内視鏡検査（EUS）では第 3 層に不整は認めず（矢頭），深達度は粘膜内と診断した．

> 以上より，十二指腸高度異型腺腫あるいは早期癌（粘膜内癌）の診断で ESD が施行された．

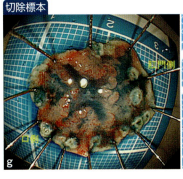
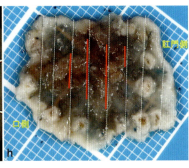

g：インジゴカルミンを散布した ESD 切除標本．
h：病理再構築図．切り出し線を白色点線で，病変範囲を赤線で示す．

病理組織像 ESD 標本

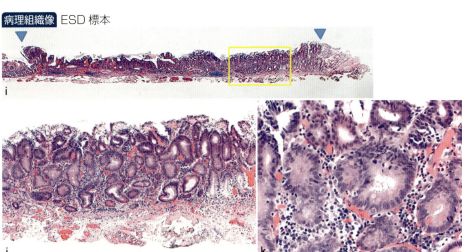

i：ルーペ像．病変の両端を青矢頭で示した．
j：i の黄部分を拡大した中拡大像．小型管状腺管より成る腫瘍の増生を認める．
k：強拡大像では，杯細胞やパネート細胞への分化を一部に認め，腸型の高分化管状腺癌と診断された．核配列の乱れが一部に目立つが，比較的核異型の弱い成分もあり，腸型腺腫との鑑別が問題となる病変であった．

　以上より病理診断は，大きさ 10 mm，肉眼型 Type 0-Ⅱc の高分化管状腺癌で，深達度は粘膜内，脈管侵襲陰性，切除断端陰性であり，治癒切除と判断した．

読影ポイント

- 陥凹を呈する病変の鑑別において，周囲粘膜と明瞭に境界を認識できる病変は上皮性腫瘍を考える．
- 白色光，インジゴカルミン散布像にて，表面が発赤調を呈する病変や，marginal type の milk-white mucosa の所見を認める病変は，高異型度腺腫以上を考える[1]．
- NBI にて surface pattern が mixed type の場合は高異型度腺腫以上を疑い，さらに表面微小血管に不整を認める場合は，癌の可能性が高く，積極的な治療の対象である[2]．

文献

1) Yoshimura N, Goda K, Tajiri H, et al：Endoscopic features of nonampullary duodenal tumors with narrow-band imaging. Hepatogastroenterology　2010；57：462-467
2) Kikuchi D, Hoteya S, Iizuka T, et al：Diagnostic algorithm of magnifying endoscopy with narrow band imaging for superficial non-ampullary duodenal epithelial tumors. Dig Endosc 2014；26：16-22

◆腫瘍性病変（粘膜内癌）

40 Carcinoma in inverted cystic tubulovillous adenoma involving Brunner's gland of duodenum（胃型優位，胃腸混合型）

（鳥谷洋右，遠藤昌樹，菅井 有）

球部後面 0-Ⅱa＋Ⅱc

➤ 70歳代，男性
➤ 心窩部痛精査の上部消化管内視鏡検査で発見された．

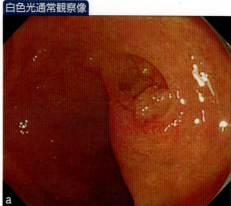
白色光通常観察像

a：球部後面に10 mm大の陥凹を伴う粘膜下腫瘍様の病変を認め，頂部の辺縁はきわめて整な境界を呈している．陥凹内部に粘液の貯留を認める．

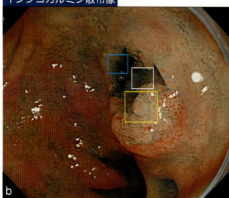
インジゴカルミン散布像

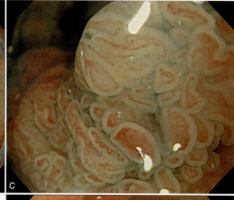

b：インジゴカルミンによる色素観察では陥凹が明瞭となり，下壁側では乳頭状の構造を認める．
c：b黄枠の白色光拡大像．腫大し大小不同な乳頭状の絨毛様構造を認める．
d：b青枠の白色光拡大像．陥凹内部は粘液の貯留を認め，黄枠に比し比較的均一な乳頭状の絨毛構造を認める．

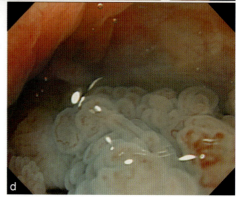

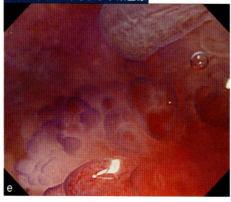
クリスタルバイオレット染色像

e：b白枠のクリスタルバイオレット染色拡大像．陥凹内部の表面構造は松かさ状である．

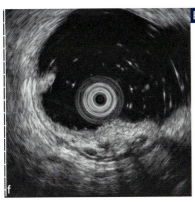

f：超音波内視鏡像（20 MHz 細径プローブ）．第3層に一部 low echolilc lesion を認める．

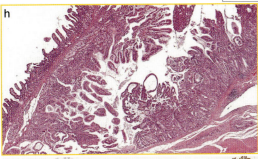
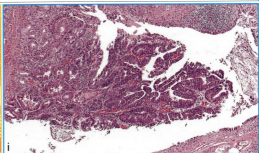
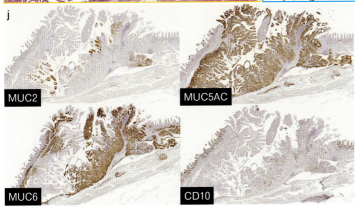

g：切除標本ルーペ像（HE染色）．病変は 10 mm 大で，中心に開口部を伴う粘膜下主体の病変である．

h：g 黄枠の拡大病理組織像（HE染色）．病変の主体は管状絨毛型腺腫であり，粘膜下層側に向かって Brunner 腺を認める．

i：g 青枠の拡大病理組織像（HE染色）．一部で細胞異型，構造異型が増しており，高分化管状腺癌と診断した．

j：病理組織像（免疫組織化学染色）．病変部は MUC2 一部陽性，MUC5AC 陽性，MUC6 陽性，CD10 陰性の胃腸混合型形質であり，最終診断は Carcinoma in inverted cystic tubulovillous adenoma involving Brunner's gland，深達度は粘膜内癌であった．

読影ポイント

- Inverted cystic tubulovillous adenoma は，非常にまれな病変であり胃上皮化生や Brunner 腺との関連性が報告されている[1]．
- 内視鏡所見は特徴的な陥凹を有し，陥凹内部に乳頭状の絨毛構造と粘液貯留を認める．

文献
1) Kim JH, Choi JW, Seo YS, et al：Inverted cystic tubulovillous adenoma involving Brunner's gland of duodenum. World J Gastroenterol 2007；13：3262-3264

◆腫瘍性病変(SM 癌)

41 十二指腸癌(胃型 SM 癌)

(皆月ちひろ，牛久哲男，藤城光弘)

球部前面　0-Ip

> - 60 歳代，女性
> - 20 歳代より十二指腸ポリープを認めていたが，表面に上皮性変化がなく，病変径も著変ないため腺腫と考えられ，定期的に経過観察されていた．貧血の進行の責任病変と考えられ，治療の方針となり，紹介受診した．

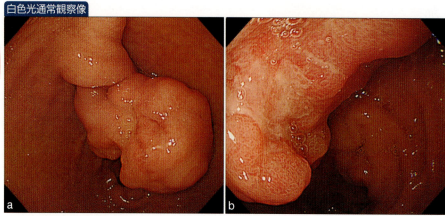

白色光通常観察像

a：十二指腸球部前面より，頭部が 20 mm 大の有茎性の隆起性病変を認め，腫瘍の色調は正色調～淡い発赤調を呈している．頸部の表面は正常粘膜に覆われており，明らかな腫瘍の進展は認めない．
b：頭部の表面に不整な潰瘍を形成しており，潰瘍底の表面は粗糙で，白苔が不均一に付着しており，辺縁は不整である．

インジゴカルミン散布像

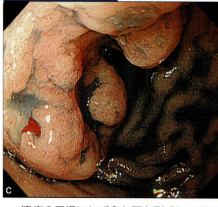
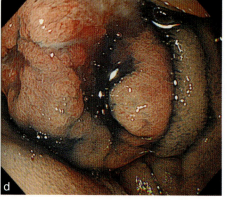

c：潰瘍の周堤にもびらん面を形成しており，頭部に形成された辺縁不整な陥凹面がより明瞭となる．
d：潰瘍底も粗糙であることから十二指腸癌 0-Ip と診断し，留置スネアを用いたポリペクトミーの方針となった．

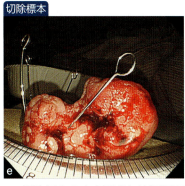

e：切除標本の病変頂部には辺縁不整で深い潰瘍を認める．

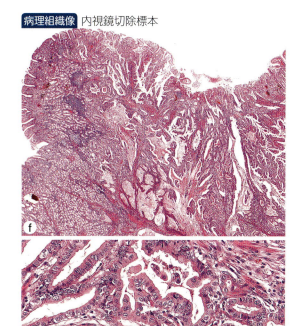

f：弱拡大像．大型不整な乳頭管状増殖を示す腺癌．左側には Brunner 腺の過形成が認められる．
g：強拡大では，類円形で明るい腫大核，好酸性細胞質を有する細胞からなる胃型の腺癌．リンパ管侵襲と静脈侵襲がともに陽性であった．

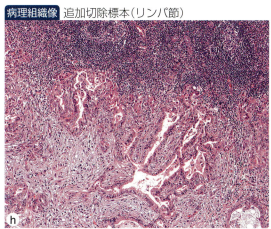

h：追加外科切除では，リンパ節転移陽性（1 カ所，4 mm 大）であった．

> 20 歳代で見つかってから，Brunner 腺腫として 1 年毎に経過観察されていた．Brunner 腺腫由来の SM 癌と考えている．

読影ポイント

- 十二指腸上皮性腫瘍の診断において，腫瘍径，発赤調，形態の崩れが癌を疑う所見である．
- 有茎性の病変では，病変径が大きくても M 癌であることが多く，本症例では術前に M 癌と診断したが，病理結果により，粘膜下層や脈管への浸潤，さらに追加切除によりリンパ節への転移を認めた．

◆腫瘍性病変（SM癌）

42 十二指腸癌（胃型SM癌）

（赤坂理三郎，遠藤昌樹，松本主之）

球部 0-Ⅰs

- 80歳代，男性
- 胃潰瘍の経過観察目的に施行された上部消化管内視鏡検査で病変を指摘された．

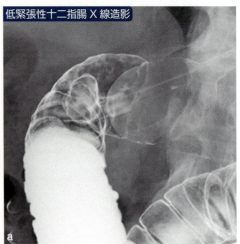

a：半立位背臥位第二斜位像．十二指腸球部に15 mm大の隆起性病変を認める．立ち上がりは急峻で境界明瞭であり，表面に凹凸があることから上皮性腫瘍と考えられる．

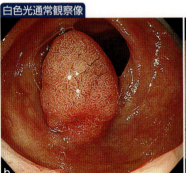
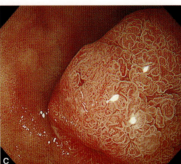
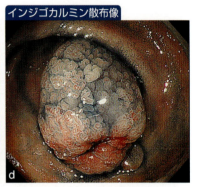

b：十二指腸球部下面に15 mm大の亜有茎性隆起性病変を認める．立ち上がりは明瞭であり，腫瘍の基部に一部発赤調の部位を伴う．
c：腫瘍頂部には胃腺窩上皮に類似した乳頭状の表面構造を認め，病変前面側の乳頭状構造は小型顆粒状である．
d：腫瘍頂部には比較的均一な乳頭状構造がみられる．前面側には小型の顆粒乳頭状構造が密にみられ，一部は構造が不明瞭化している．以上より0-Ⅰs型十二指腸癌と診断した．

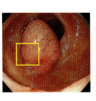
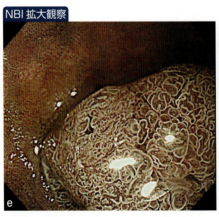
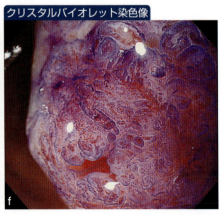

e：腫瘍頂部には胃腺窩上皮様の形状不均一な表面構造がみられる．一方，基部前面側には小型で密な腺管構造がみられる．
f：腫瘍の基部前面側には形状不均一な松かさ様所見（irregular pine-cone pattern）を認める．

病理組織像 内視鏡的切除標本

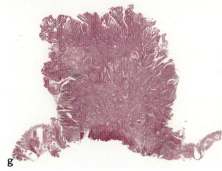
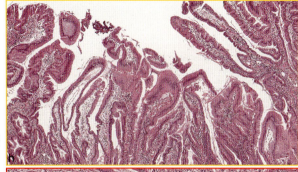
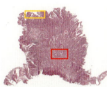
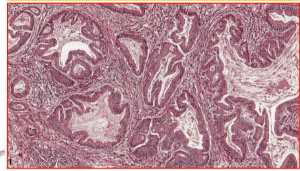

〈HE 染色〉
g：ルーペ像．最大径 15 mm の 0-Ⅰs 型分化型腺癌である．粘膜筋板は断裂し，推定粘膜筋板からの浸潤距離は 8,870 μm であった．なお，本例に対して追加外科切除を施行したが，遺残病変やリンパ節転移はなかった．
h：腫瘍表面の弱拡大像．丈の高い管状構造がみられ高分化型腺癌と診断される．
i：腫瘍中心部の中拡大像．腺管構造は大小不同かつ不規則であり，中分化型腺癌に合致する所見である．

〈免疫組織化学〉
　粘液形質は MUC2 陰性，MUC5AC 陽性，MUC6 陽性，CD10 染色陰性であった．以上より胃型の粘液形質を有する腺癌と判断した．Ki-67 index は 51.1％であった．

読影ポイント

- 十二指腸上皮性腫瘍の大部分は隆起型ないし平坦隆起型を呈し，正常粘膜とは異なる表面構造を有する．腸型粘液形質を有する腫瘍では白色化がみられるが，胃型粘液形質では白色化の頻度は低い．
- 赤色調変化，陥凹，表面の結節・顆粒の乱れなどが癌を疑うおもな所見である．
- 十二指腸癌の深達度診断は容易ではない．本例においても，内視鏡所見からは粘膜下層深部浸潤の確定診断は得られなかったため，内視鏡的切除術を行った．結果的に深部浸潤がみられた．

参考文献
1) 遠藤昌樹，松本主之，菅井 有：十二指腸腫瘍の診断と治療．Gastroenterol Endosc 2014；56：3763-3774
2) Endo M, Abiko Y, Oana S, et al: Usefulness of endoscopic treatment for duodenal adenoma. Dig Endosc 2010; 22: 360-365

◆腫瘍性病変(SM癌)

43 十二指腸癌(胃型SM癌)

(永岡智之, 山本頼正, 高松 学)

上十二指腸角 0-Ⅰs

➤ 60歳代, 女性
➤ 健診の上部消化管内視鏡検査で発見された.

白色光通常観察像

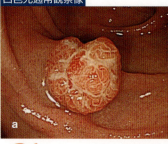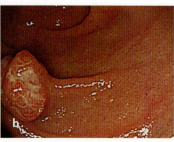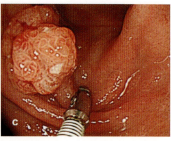

a：上十二指腸角に, 10 mm大, 発赤調で表面が凹凸不整な隆起性病変を認める. 表面は不規則な分葉構造を呈し, 溝状の陥凹部には白色の粘液が付着している.
b：病変の立ち上がりはなだらかではあるが, 正常粘膜とは境界を認め上皮性腫瘍を疑う所見である.
c：鉗子触診では病変の可動性は良好であった.

インジゴカルミン散布像

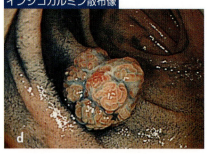

NBI

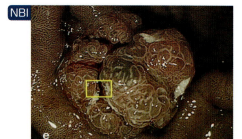

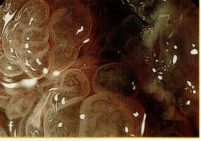

d：病変の境界はより明瞭となり, 上皮性腫瘍を示唆し, 表面構造の不整から癌も疑われる所見である.

e, f：NBI拡大観察では粗大な絨毛様構造の内部に不整な微小血管を認め, インジゴカルミン散布像と同様で, 癌を疑う所見である.

EUS

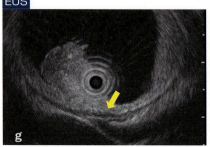

造影CT

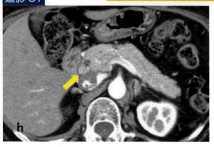

g：病変部では第3層(高エコー帯)がやや菲薄化し第4層(低エコー帯)は保たれていることから, SM浸潤癌と診断した.

h：膵頭上後部で7 mmの結節があり, リンパ節転移を疑う所見であった.

以上より, 十二指腸非乳頭部癌 UICC 7 th：cT1bN1M0 stage ⅢA と診断し亜全胃温存膵頭十二指腸切除術を行った.

154

病理組織像 手術標本

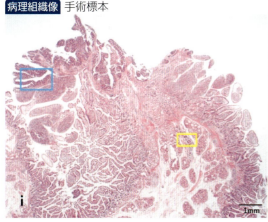
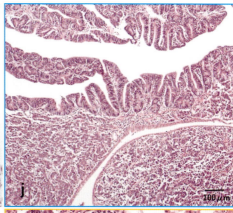
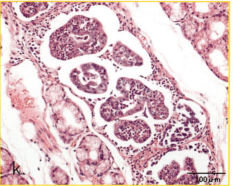

i：HE 染色，ルーペ像．粘膜表層では高分化な腺癌成分を認めるが，主体は低分化腺癌であった．粘膜筋板は保たれており粘膜下層への直接浸潤はないものの，粘膜下層に著明なリンパ管侵襲(ly3)を認め，SM と診断した．
j：HE 染色，拡大像．高分化腺癌と低分化腺癌の移行像．
k：HE 染色，拡大像．リンパ管侵襲像．

病理検査では，リンパ節転移は郭清 43 個に対し 23 個が陽性と多数の転移を認めた．その後，約 5 カ月でリンパ節再発をきたし，全身状態不良のため地元の病院でフォローの方針となった．

読影ポイント

- 本症例は，インジゴカルミン散布像で認めた表面の粗大化した絨毛様構造と，NBI 拡大所見でその内部に不整な微小血管を認めたことから，癌の診断は容易であった．鉗子での可動性は良好であったことから，通常内視鏡所見としては M 癌と診断したが，EUS の所見から SM 癌と診断した症例であった．
- 郷田ら[1]によると，SM 浸潤癌 10 例を検討した結果，腫瘍径≧10 mm，発赤を伴う，隆起型主体といった特徴を認め，術前に SM 浸潤癌を予測できたものは 5 例のみであり，そのうち 4 例は EUS にて診断されていた．
- 本症例は EUS にて SM 癌と診断したが，実際にはリンパ管侵襲による SM 癌であり，EUS でその部位を診断できていたわけではなかったが，過去の報告から EUS は深達度診断に有用である．

文献
1) 郷田憲一，土橋 昭，原 裕子，他：内視鏡所見からみた診断手順と治療適応．胃と腸 2016；12：1575-1584

◆腫瘍性病変（SM 癌）

44 十二指腸癌（胃型 SM 癌）

（吉水祥一，山本頼正，高松　学）

下行部 0-Ⅰ

> ▶ 60 歳代，男性
> ▶ 食道癌術後のサーベイランス目的の上部消化管内視鏡検査で発見された．

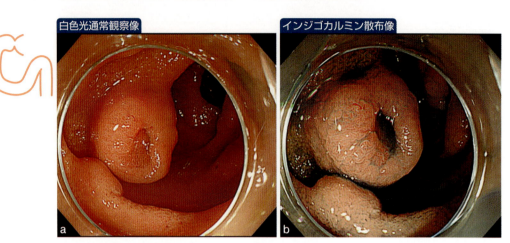

a：十二指腸下行部に約 10 mm 大で，頂部に陥凹を有する立ち上がりがなだらかな sub-mucosal tumor（以下，SMT）様の隆起性病変を認める．陥凹辺縁は整であるが，陥凹内部の粘膜はわずかに発赤調を呈する．
b：隆起部の粘膜は，周囲よりも粗大な絨毛構造を示唆するが，上皮性腫瘍を疑う不整な所見は認めなかった．

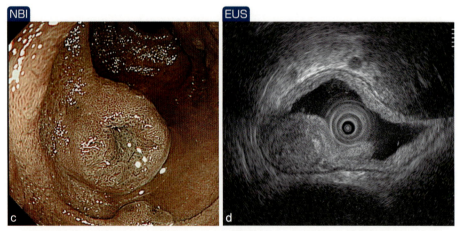

c：食道亜全摘後の再建胃管の影響で，呼吸性変動が強く NBI 拡大観察は困難であり，非拡大所見のみ提示する．隆起部はやや粗大であるが，規則的な絨毛構造を認めた．陥凹内部は，大小不同を伴う不整な構造を呈していた．陥凹内部からの生検で高分化～中分化管状腺癌と診断された．
d：病変は第 2～3 層と連続し境界不明瞭なやや低エコー腫瘤として描出された．腫瘤は充実性であり，第 3 層の菲薄化を疑う所見を認めたが，途絶はなく，粘膜下層浸潤も否定はできないが，食道癌術後でもあるため，内視鏡治療を行う方針となった．

病理組織像 ESD 標本

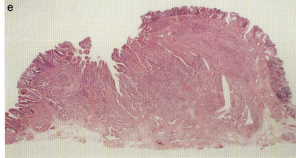
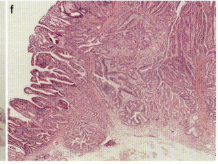

e, f：切除病理は，13 mm 0-Ⅰの中分化管状腺癌＞高分化管状腺癌＞乳頭状腺癌であった．周囲に非腫瘍性のBrunner腺腫や過形成への移行がみられたため，Brunner腺より発生した十二指腸癌と診断した．腫瘍胞巣の周囲に平滑筋線維の取り巻きを認める部分が多く，粘膜下浸潤とすべきか，粘膜筋板内増殖と捉えるかの判断が難しい病変であったが，前者とした場合，深達度はSM2（4,500 μm）である．

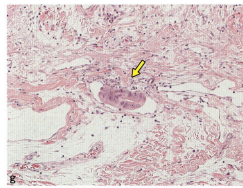
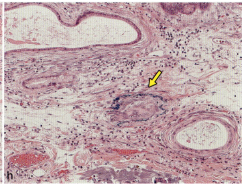

g：リンパ管内に腫瘍細胞の浸潤を認める（矢印）．
h：VBHE染色では静脈内に腫瘍細胞の浸潤を認める（矢印）．

> **読影ポイント**
> - Brunner腺は十二指腸固有の外分泌腺であり，粘膜下層に主座を置き，十二指腸球部に多く，下行部では肛門側にいくに従い減少する．
> - Brunner腺由来の十二指腸癌はまれな疾患であり，その形態的特徴やBrunner腺過形成との鑑別点は明らかではないが，陥凹を伴うSMT様隆起の形態が本症に特徴的と報告されている[1]．生検を行う場合は，陥凹内部から採取することが重要である．
> - 本症ではESDを施行したが，SM深部浸潤および脈管侵襲を認め非治癒切除となった．Brunner腺由来の十二指腸癌の報告はきわめて少なく，SM深部浸潤を術前に診断するのは困難であった．
>
> **文献**
> 1) 荒井正彦，牛丸博泰，今井康晴，他：Brunner腺由来と考えられた早期十二指腸癌の1例．Gastroenterol Endosc 1998；40：1872-1878

◆腫瘍性病変（SM 癌）

45 十二指腸癌（腸型 SM 癌）

（角嶋直美）

上十二指腸角～下行部　0-Ⅱa

- 70 歳代，男性
- 軽度貧血（Hb 10 g/dL）のスクリーニング目的の上部内視鏡検査で発見された．

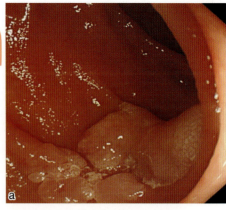

a：上十二指腸角から下行部にかけて，背側に 20 mm 大の立ち上がり明瞭な丈の低い隆起性病変を認め，表面の分葉構造はあるものの不均一で中心部では消失し，陥凹傾向を有する．色調は正色調～淡い発赤調を呈し，分葉の辺縁には粘膜の一部白色化を伴う．

インジゴカルミン散布像

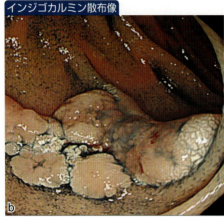
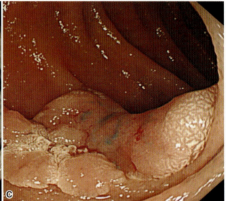

b：中心からやや肛門側にかけての陥凹傾向がより明瞭となり，表面粗糙であり，十二指腸癌 0-Ⅱa と診断した．
c：インジゴカルミン散布後に再度洗浄し，コントラストを強調して観察した画像．中心部の陥凹の境界が不明瞭で深い陥凹ではなく，また隆起内粗大結節や，空気量による病変の硬さもないことから粘膜内癌と診断した．

NBI

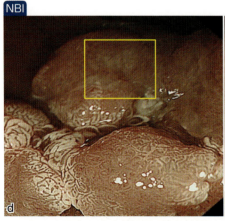
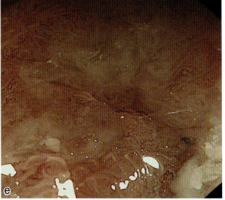

d：NBI 観察では，分葉の辺縁では白色化によりやや大型で不揃いの粘膜模様をより認識することができる．分葉の中心では，やや稠密化した粘膜模様を認める．
e：d の黄枠の NBI 拡大画像．病変の中心からやや肛門側の陥凹部では，洗浄でも除去できなかった粘液が残存しやや認識困難ではあるものの，粘膜模様がさらに不明瞭となり，走行不整で蛇行した血管模様を認め，癌に矛盾しない所見と判断した．同部位からの生検で高分化型腺癌と診断された．

病理組織像 外科手術標本

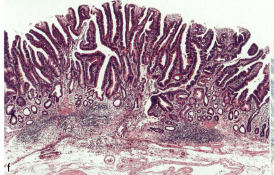
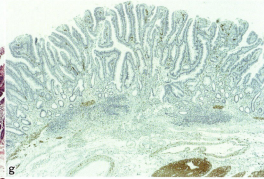
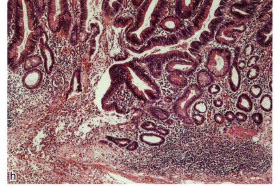

f：切除病理は，26 mm，0-Ⅱaの高分化型腺癌であった．
g，h：Desmin染色により一切片で粘膜筋板が断裂した部分を認め(g)，わずかに粘膜下層へ癌腺管の浸潤を認めた(h)．浸潤部は，陥凹傾向部の中心を少しはずれたわずかな領域であり，内視鏡写真を見直しても診断は困難であった．

本症例は部分切除のみ施行し，リンパ節郭清を行っていないが，術後3年無再発生存中である．

読影ポイント
- 十二指腸上皮性腫瘍の診断は，胃や大腸病変と同様に，境界および領域をもって周囲の非腫瘍粘膜と異なる粘膜構造を認めることで可能である．
- 十二指腸腺腫と癌の鑑別は，色調や陥凹の有無，隆起性病変では分葉の不均一やくずれが癌を疑う所見である．
- 十二指腸SM癌の頻度は非常に低いことから，SM癌を術前に診断することは困難な場合が多く，本症例でも術前にはM癌と診断したが，病理結果によりわずかに粘膜下層への浸潤を認めた．

◆腫瘍性病変（SM癌）

46 十二指腸癌（胃型SM癌）

（中野　薫，山本頼正，河内　洋）

球部～上十二指腸角　0-Ⅱa+Ⅱc

➤ 60歳代，女性
➤ 健診でのPET-CTで上腹部に集積を指摘された．

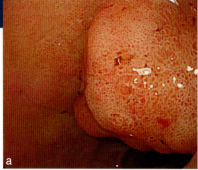
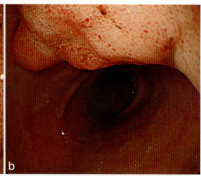

白色光
通常観察像

十二指腸球後部から上十二指腸角にかけての前壁側に境界明瞭，立ち上がりの急峻な隆起性病変を認める．病変の一部には発赤や凹凸を認め，表面は大小不同を示す不整な絨毛構造を認め上皮性腫瘍が疑われる．直視鏡では全体像の観察が困難であった．

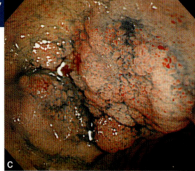
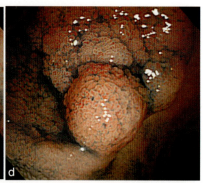

インジゴカルミン
散布像（側視鏡）

側視鏡に変更すると病変全体を正面視できた．c：インジゴカルミン散布後に，病変の境界はより明瞭となり，病変中央は軽度の陥凹を呈し，さらに肛門側の一部は発赤した隆起を認めた．d：隆起部の表面は粗大な絨毛構造であるが平滑であり，深部浸潤を示唆する隆起には見えない．肉眼型は0-Ⅱa+Ⅱc，30 mm径の上皮性腫瘍疑いにて生検を行い，高分化腺癌の診断となった．

e：X線透視では十二指腸球部前面に境界明瞭な透亮像を認める．本画像では明らかな壁変形は認めない．

f：超音波内視鏡では深部減衰により評価が難しいが，腫瘍エコーの直下で第3層および第4層が表層に吊り上げられており（黄矢印），SM浸潤を疑う所見であった．

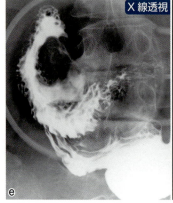
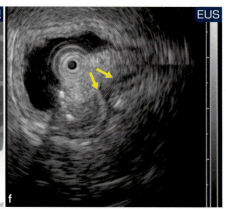

術前深達度診断はSM2であり，腹部CTにて有意なリンパ節腫大は認めなかったため，幽門側胃切除術が施行された．

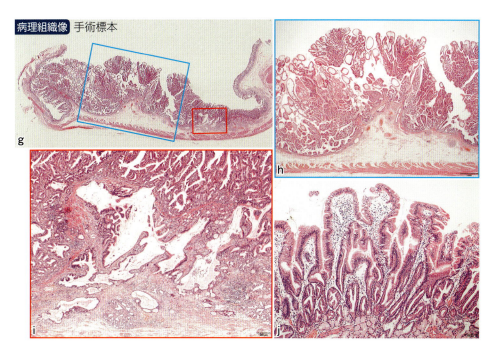

g：病変部ルーペ像. 33 mm 大の扁平隆起性病変を認める.
h：g の青枠部. 粘膜内病変の弱拡大像. 乳頭状管状構造を示す高分化腺癌であった.
i：g の赤枠部. 腫瘍は粘膜下層へ浸潤を示し, 粘膜筋板から 2,000 μm の深さに達していた. 浸潤部では粘液産生が目立ち腫瘍腺管の囊状拡張を認める.
j：病変の辺縁には腺腫成分を認める.

切除標本病理診断
十二指腸球部 0-Ⅱa+Ⅱc, 33×30 mm, Carcinoma with adenoma(pap-tub1), SM2 (2,000 μm), INF-β, ly1, v0, OW(−), AW(−), n1(1/22)
UICC：T1bN1M0 StageⅢA

術後, 無加療で経過観察されていたが, 術後 1 年 3 カ月で肺転移再発をきたし, その後は化学療法を施行された. 術後 3 年目に原病死となった.

読影ポイント
- 本症例は無症状で人間ドックの PET-CT で病変を指摘された十二指腸早期癌であった.
- 上十二指腸角など屈曲部に存在する病変の診断には, 側視鏡が有用な場合がある.
- 白色光とインジゴカルミン散布では, 肉眼型はⅡa+Ⅱc であり, 粘膜下層浸潤を疑う所見ははっきりしなかったが, EUS では隆起の辺縁に粘膜下層浸潤を疑う所見を認め, 病理学的にも粘膜下層浸潤が確認された. EUS が深達度診断に有用な症例であった.
- 早期癌の診断であったため, 幽門側胃切除術を行ったが, 1 個のリンパ節転移を認めた. リンパ節転移を伴う十二指腸癌は一般的に予後が悪いことが報告されている[1]. 本症例のリンパ節転移は 1 個のみであったが, 転移再発をきたし, 術後 3 年で原病死となった. 十二指腸癌は頻度が低く, 術後化学療法の有効性に関する十分なエビデンスが示されていないのが現状であり, 今後の課題である.

文献
1) Sarela AI, Brennan MF, Karpeh MS, et al：Adenocarcinoma of the duodenum: importance of accurate lymph node staging and similarity in outcome to gastric cancer. Ann Surg Oncol 2004；11：380-386

◆腫瘍性病変（SM 癌）

47 十二指腸癌（腸型 SM 癌）

（吉田将雄，角嶋直美）

下行部 0-Ⅱa＋Ⅱc

➤ 60 歳代，男性
➤ 無症状．上部消化管内視鏡検査で偶然発見された．

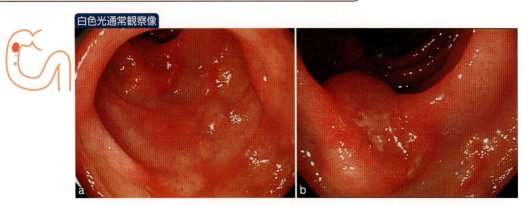

a：十二指腸球部から下行部にかけて 5 mm 前後の透光性を有する粘膜下腫瘍様の隆起が多発している．それぞれの隆起は頂部に開口部を伴い，Brunner 腺過形成と診断した．
b：主乳頭口側の下行部壁に，背景の Brunner 腺過形成とは明らかにサイズ・表面性状が異なる 12 mm の隆起性病変を認める．非腫瘍粘膜で比較的急峻に立ち上がる病変で，淡い発赤調を呈する．隆起表面には境界不明瞭な陥凹を伴い，白苔の付着を認める．空気量による病変の変形は不良で，緊満感を伴う．

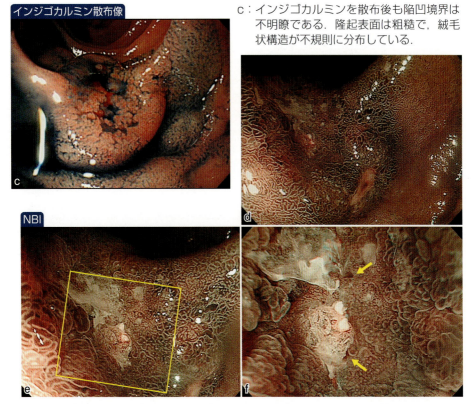

c：インジゴカルミンを散布後も陥凹境界は不明瞭である．隆起表面は粗糙で，絨毛状構造が不規則に分布している．

d, e：NBI 観察では，辺縁隆起部の絨毛状構造の腫大，陥凹内に腺管構造の稠密化を認めるが，病変境界は不明瞭であった．
f：e の黄枠の拡大画像（浸水下観察）．陥凹内には畝状の絨毛構造が見られ，陥凹中心部には軽度に血管が拡張し，腺管構造が不明瞭となる領域を認め，癌と診断した．開口部と思われる構造も確認される（矢印）．

病理組織像 外科手術標本

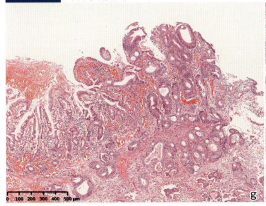
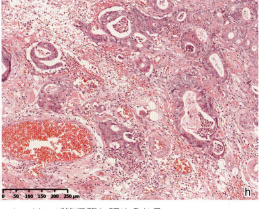

g：高分化型管状腺癌の粘膜内増殖を認める．線維性間質の増生を伴いながら粘膜下層へ浸潤している．

h：リンパ管侵襲も認められる．

i：腫瘍は固有筋層直上の粘膜下層深部まで浸潤していた．腸型の細胞形質を有し，Brunner腺の形態とは異なることから通常腸型十二指腸癌の粘膜下層浸潤と診断した．

読影ポイント

- 球部，下行部の十二指腸腫瘍は粘膜深部・粘膜下層にBrunner腺過形成を伴うことがある．
- SMT様の隆起性病変で，内部に癌を疑う構造不整を認める陥凹を伴うときにはSM癌の可能性を念頭に置く必要がある．
- 病変の硬さ，緊満感に着目することで，SM癌と診断することができた．
- 十二指腸でも境界悪性と思われる胃底腺粘膜方向へ分化を示し，SM層を中心に増殖する腫瘍も存在する．病変分類の整理と内視鏡診断体系の確立が今後の課題である．

◆腫瘍性病変（SM 癌）

48 十二指腸癌（胃型 SM 癌）

（鳥谷洋右，永塚　真，遠藤昌樹）

下行部　0-Ⅱc

➤ 80 歳代，男性
➤ 早期胃癌 ESD 後の経過観察の上部消化管内視鏡検査で発見された．

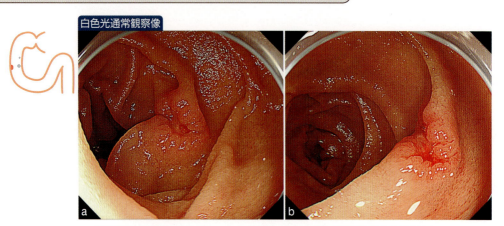

a：下行部主乳頭対側に 10 mm 大の発赤調の不整な陥凹性病変を認める．
b：空気多量でも陥凹の性状は変化せず，病変に厚みを認める．易出血性であり，白色化は認めない．

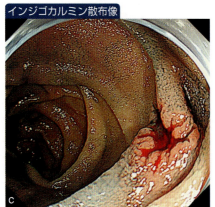

c：インジゴカルミンによる色素観察では，不整な陥凹面がより明瞭となる．

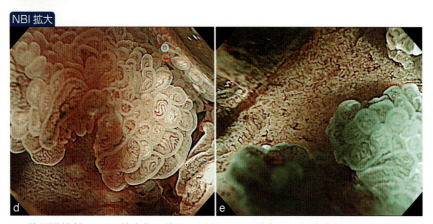

d：陥凹辺縁部の NBI 拡大像．陥凹の辺縁では，腫大し一部癒合状の大小不同な絨毛構造を認め内部にはループ状の異常血管を認める．
e：陥凹部の NBI 拡大像．表面構造は不整で小型化しており，一部不明瞭な部位を認める．走行不整で蛇行した異常血管も観察される．

病理組織像 外科手術切除標本

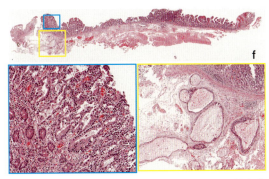
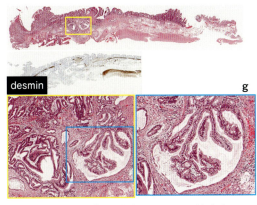

f：切除標本病理組織像（HE染色）．青枠部の拡大像では高〜中分化管状腺癌の増殖を認める．黄枠の部分で癌腺管の粘膜下層浸潤を認める．

g：病理組織像（HE染色，desmin染色）．desmin染色では粘膜筋板の断裂を認め，同部位（黄枠）で癌腺管の粘膜下層浸潤を認める．青枠部の拡大では粘液を産生する乳頭状腺癌の粘膜下層浸潤を認める．

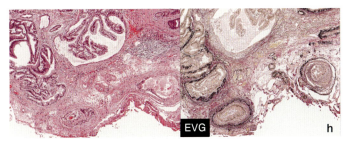

h：病理組織像（HE染色，EVG染色）．EVG染色では，癌腺管の静脈侵襲像を認める．

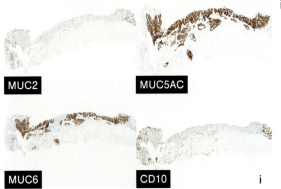

i：病理組織像（免疫組織化学染色）．病変部はMUC 2陰性，MUC 5AC陽性，MUC 6陽性，CD 10陰性の胃型形質であった．

読影ポイント
- 陥凹型の早期十二指腸癌はまれな疾患であり，部位は下行部に多い[1]．
- 十二指腸腫瘍の深達度診断では，確立された拡大内視鏡所見はなく，他の消化管と同様に空気量の調節による伸展所見や陥凹部の性状など通常観察の所見が重要である．
- 十二指腸上皮性腫瘍は白色化を伴うことが多いが，胃型腫瘍ではまれである[2]．

文献
1) 小川　修, 布袋屋修, 貝瀬　満：Ⅱc型腫瘍（腺腫，M癌，SM癌）．消化器内視鏡 2012；24：1764-1765
2) 遠藤昌樹, 松本主之, 菅井　有：十二指腸腫瘍の診断と治療．Gastroenterol Endosc 2014；56：3763-3774

◆腫瘍性病変：乳頭部腫瘍

49 乳頭部腺腫

（佐々木隆）

疾患概念

十二指腸乳頭部腺腫は乳頭部に発生する腺腫であり，近年上部消化管内視鏡の普及に伴い，乳頭部癌とともに発見される機会が増えている．また家族性大腸腺腫症（familial adenomatous polyposis；FAP）では30〜70％で十二指腸腺腫が指摘され，大腸腺腫と同じくadenoma-carcinoma sequenceを呈すると考えられている[1]．そのためFAP患者では十二指腸癌や十二指腸乳頭部癌のリスクが通常より約100倍高く，十二指腸乳頭部周囲の定期的なチェックが重要と考えられている．

十二指腸乳頭部腫瘍を内視鏡で疑った場合に鑑別すべき病変として乳頭炎が挙げられる．乳頭炎の典型的な内視鏡所見としては，乳頭の膨隆・浮腫・点状出血が挙げられる．しかしながら乳頭部腺腫や乳頭部癌と鑑別が困難な症例も存在する．同様に乳頭部腺腫自体も乳頭部癌との鑑別が難しい症例もあり，生検が診断には必須となる．病理学的には，乳頭のより深部で異型が強いことが多いため，生検はなるべく深部より採取することが重要である．しかしながら悪性転換はしばしば限局的であるため，生検でも30％ほど偽陰性があると考えられている．また腺腫と診断しても切除標本で癌が存在する腺腫内癌も珍しくないため，腺腫であっても切除対象となる[2]．

乳頭部腺腫に対する標準治療は膵頭十二指腸切除術であるが，時に外科的乳頭切除術も施行される．またより低侵襲な治療として，近年内視鏡的乳頭切除術も多数検討されている．内視鏡的乳頭切除の適応の原則は乳頭部腺腫であるが，一部腺腫内癌も適応とされることがある．いずれにしても内視鏡的乳頭切除術の長期成績はまだ十分とはいえず，再発率が0〜26％とも報告されているため，しっかりとした定期フォローが必要と考えられている[3]．

文献

1) Brosens LA, Keller JJ, Offerhaus GJ, et al：Prevention and management of duodenal polyps in familial adenomatous polyposis. Gut 2005；54：1034-1043
2) Yamaguchi K, Enjoji M, Kitamura K：Endoscopic biopsy has limited accuracy in diagnosis of ampullary tumors. Gastrointest Endosc 1990；36：206-212
3) Cheng CL, Sherman S, Fogel EL, et al：Endoscopic snare papillectomy for tumors of the duodenal papillae. Gastrointest Endosc 2004；60：757-764

●症例1

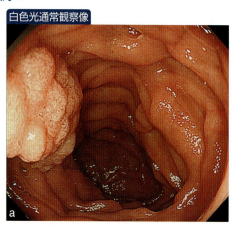

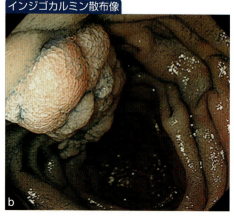

a：白色調の隆起性病変を認める．

b：インジゴカルミン散布により，凹凸が明瞭化される．

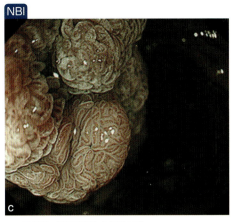
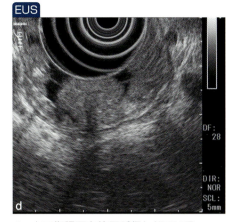

c：表面に絨毛構造を認める．

d：十二指腸固有筋層が保たれている．

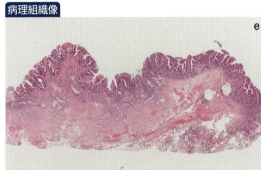
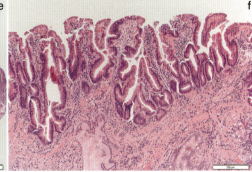

e：病理像（弱拡大）．Vater乳頭部粘膜に扁平隆起性腫瘍を認める．
f：病理像（強拡大）．中等度異型を呈した管状絨毛状腺腫である．

● 症例2

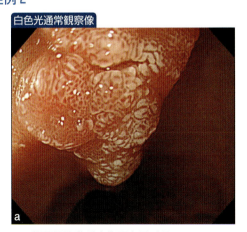
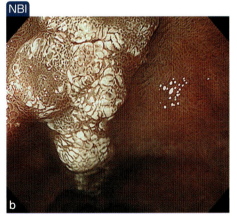

a：乳頭部粘膜が白色調を呈する．

b：粘膜構造の乱れや異常血管は目立たない．

◆腫瘍性病変：乳頭部腫瘍

●症例3

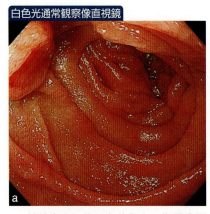

a：接線方向に陥凹を伴う十二指腸乳頭部を認める．

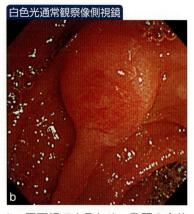

b：正面視できるため，乳頭の全体像を認識できる．

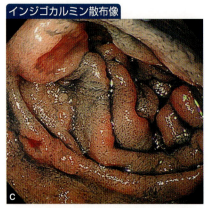

c：インジゴカルミン散布により，陥凹が明瞭になる．

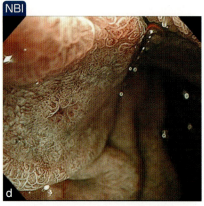

d：陥凹面の腺管の乱れや異常血管は目立たない．

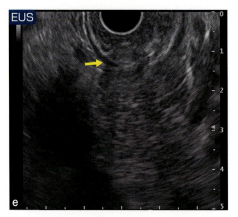

e：十二指腸固有筋層が保たれている．

f：病理像（弱拡大）．Ac（共通管内）まで腫瘍進展を認める．
g：病理像（拡大像）．中等度から高度異型腺腫である．

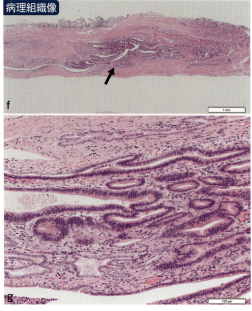

● 症例 4

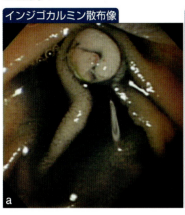
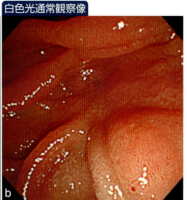

a：白色調の粘膜を呈する十二指腸腺腫．
b：内視鏡的乳頭切除後．腺腫の再発は認められない．

● 症例 5

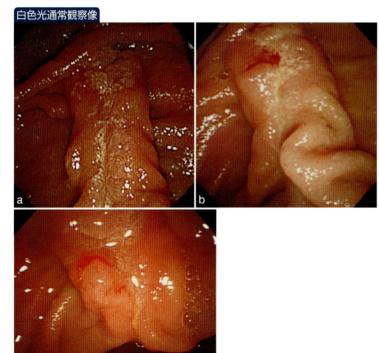

a：乳頭部に白色隆起を認め，生検で高度異型腺腫．
b：5年前の十二指腸乳頭．
c：10年前の十二指腸乳頭．

読影ポイント	■ 腺腫の粘膜は，白色調から褐色調を呈することが多い． ■ インジゴカルミンを散布することで凹凸が明瞭化し，病変が認識しやすくなる． ■ Narrow Band Imaging を用いることで，正常粘膜と異型を伴った粘膜の境界が明瞭になるため，診断の一助となる． ■ 病理学的には深部で異型が強いことが多いため，生検はなるべく深部より採取する． ■ 超音波内視鏡で十二指腸を観察するときには，脱気水をうまく使うことで，乳頭部をなるべく押し潰さないように描出するように努力する． ■ 超音波内視鏡では，十二指腸固有筋層への浸潤があるかどうかを確認する．

◆腫瘍性病変：乳頭部腫瘍

50 乳頭部癌

(佐々木隆)

疾患概念

　十二指腸乳頭部癌は，肉眼形態から腫瘤型(非露出腫瘤型と露出腫瘤型に亜分類)，混在型(腫瘤潰瘍型と潰瘍腫瘤型に亜分類)，潰瘍型，その他(正常型，ポリープ型，特殊型)に分類される．露出腫瘤型・混在型・潰瘍型のように，病変が十二指腸内腔に出ている場合は組織診断も容易であるが，非露出腫瘤型のように十二指腸内腔に病変が出ていない場合にはより乳頭の深部から生検をしたり，内視鏡的乳頭切開術(endoscopic sphincterotomy；EST)後に生検をすることで組織診断する．また超音波内視鏡下穿刺吸引法(endoscopic ultrasound-fine needle aspiration；EUS-FNA)が有効な場合もある．一方で深達度については，粘膜内に限局する癌(Tis-m癌)ではリンパ節転移を認めないとする報告が多いが，癌がいったんOddi筋に達するとリンパ節転移率は高くなる．そのため局所深達度評価が重要であり，超音波内視鏡検査法(endoscopic ultrasonography；EUS)や管腔内超音波検査法(intraductal ultrasonography；IDUS)が有用である．EUSの分解能では膵浸潤，十二指腸浸潤に対しての診断能は高いがOddi筋の描出は困難であり，IDUSはOddi筋を描出できる唯一の検査法であるが，癌浸潤の正診率が高いとはいえない．

　十二指腸乳頭部腫瘍の診断においても，narrow band imagingのような画像強調診断の可能性が検討されている[1〜3]．乳頭部腺腫や乳頭部癌では松ぼっくり・木の葉形の絨毛(pinecone/leaf-shaped villi)や不整・無構造(irregular/nonstructured)を呈するのに対して，正常乳頭はたまご型の絨毛(oval-shaped villi)を呈する．また異常血管を呈する場合には乳頭部癌であることを示唆する．一方で絨毛の白色化は乳頭部腺腫の所見とされている．しかしながら現状では表面構造の評価からは，深達度の予測は難しい．また病理学的には深部で異型が強いことが多く，境界病変では表面構造からの診断では不十分なことがあり注意が必要である．

文献
1) Uchiyama Y, Imazu H, Kakutani H, et al：New approach of diagnosing ampullary tumors by magnifying endoscopy combined with a narrow-band imaging system. J Gastroenterol 2006；41：483-490
2) Park JS, Seo DW, Song TJ, et al：Usefulness of white-light imaging-guided narrow-band imaging for the differential diagnosis of small ampullary lesions. Gastrointest Endosc 2015；82：94-101
3) Pittayanon R, Imraporn B, Rerknimitr R, et al：Advances in diagnostic endoscopy for duodenal, including ampullary, adenoma. Dig Endosc 2014；26 Suppl 2：10-15

● 症例1

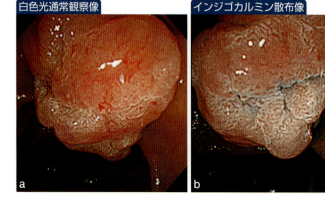
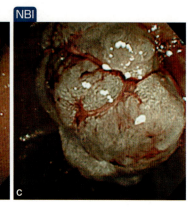

a：露出腫瘤型．粘膜構造の乱れが目立ち，易出血性．
b：腫瘍部がより明瞭化される．
c：粘膜構造の乱れが強調される．

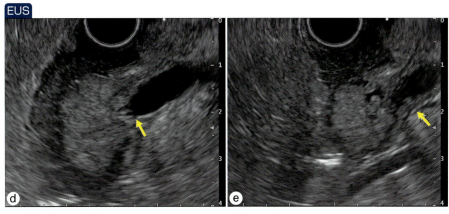

d：胆管が十二指腸固有筋層を貫くところまで異常を認めない.
e：膵管も十二指腸固有筋層を貫くところまで異常を認めない.

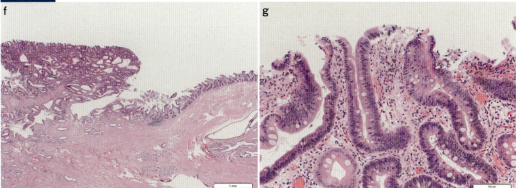

f：病理像（弱拡大）．乳頭部にポリープ状に増殖する腫瘍を認める.
g：病理像（強拡大）．高分化型管状腺癌である.

◆腫瘍性病変：乳頭部腫瘍

●症例2

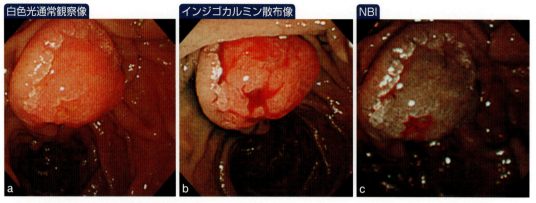

a：露出腫瘤型の十二指腸乳頭部癌を認める．
b：易出血性の腫瘍を呈する．
c：胆汁は赤色を呈し，開口部が明瞭になる．

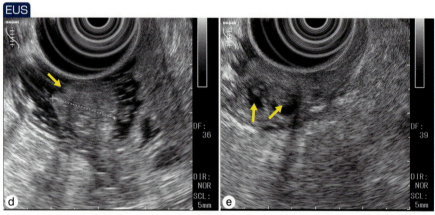

d：水浸法により，乳頭の構造が認識しやすくなる．
e：胆管内および膵管内に腫瘍の浸潤を認める．

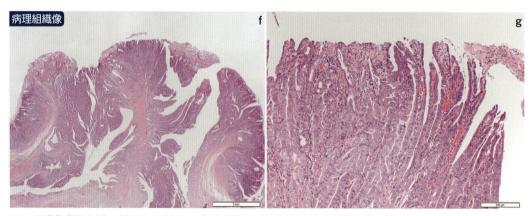

f：病理像（弱拡大）．拡張したVater乳頭部開口部から露出する腫瘍を認める．
g：病理像（強拡大）．表面にびらんを伴う高分化型管状腺癌である．

●症例3

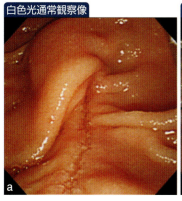
白色光通常観察像

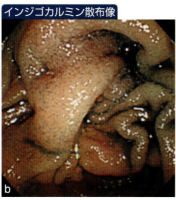
インジゴカルミン散布像

a：非露出腫瘤型．十二指腸乳頭の口側隆起が膨隆している．
b：口側隆起の粘膜には不整は認められない．

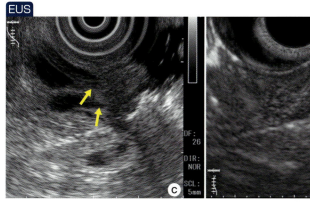
EUS

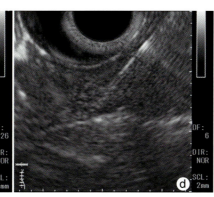

c：超音波内視鏡像．十二指腸固有筋層を越えて腫瘍が浸潤している．
d：EUS-FNA．非露出腫瘤型の十二指腸乳頭部癌では，EUS-FNAが病理診断に役立つ．

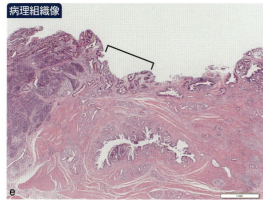
病理組織像

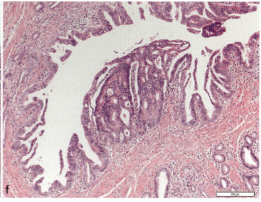

e：病理像（弱拡大）．Ab（乳頭部胆管），Ap（乳頭部膵管）への癌の進展．Ab 壁に結節状に浸潤する腫瘍を認める．
f：病理像（強拡大）．膵管内に進展した腫瘍．篩状構造主体の中分化型腺癌．

> **読影ポイント**
> - 不均一で結節状を呈し，もろく易出血性であったり，潰瘍形成していたりする．
> - NBI 拡大観察では，拡張し，入り組んだ網状の血管構造が悪性を疑う．
> - 非露出腫瘤型の生検では，乳頭の深部より生検を行う．必要に応じて EST 後の生検や EUS-FNA を考慮する．
> - EUS では，十二指腸固有筋層を越えているかどうかに着目する．また胆管内進展・膵内進展の有無も確認する．

◆腫瘍性病変：乳頭部腫瘍

51 Gangliocytic paraganglioma

（斉藤裕輔，中島俊介，佐々木貴弘）

疾患概念

　Gangliocytic paraganglioma は十二指腸の膨大部領域に好発する比較的まれな腫瘍で，1957年に Dahl らが ganglioneuroma として初めて報告し[1]，現在は gangliocytic paraganglioma の名称が一般的となっている．病理組織学的には上皮様細胞，紡錘形細胞，神経節細胞の3成分の組織が腫瘍内に混在するという特徴をもち，膵臓の発生に関連していることが示唆されている．本腫瘍は膨大部領域近傍に発生することが多いため，通常の上部消化管内視鏡検査では見逃されることが多く臨床上注意が必要である[2]．

　生検による本腫瘍の術前確定診断は困難であるが，十二指腸粘膜下腫瘍の発生部位が十二指腸膨大部領域近傍であり，EUS で腫瘍内部に cystic lesion を認める場合には，本腫瘍を術前に強く疑うことが可能である．本腫瘍は粘膜下層にとどまっている場合には予後良好であるが，筋層以深へ浸潤する場合にはリンパ節や肝臓への転移例も報告されている[3]．

文献
1) Dahl EV, Waugh JM, Dahlin DC：Gastrointestinal ganglioneuromas；brief review with report of a duodenal ganglioneuroma. Am J Pathol　1957；33：953-965
2) 内田大輔，小川恒由，植木亨，他：十二指腸 gangliocytic paraganglioma の1例―本邦報告例の検討．日消誌　2010；107：1456-1465
3) Okubo Y, Wakayama M, Nemoto T, et al：Literature survey on epidemiology and pathology of gangliocytic paraganglioma. BMC Cancer　2011；11：187

●症例1

低緊張性十二指腸造影

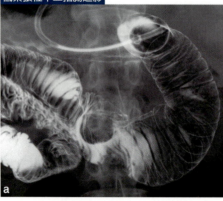
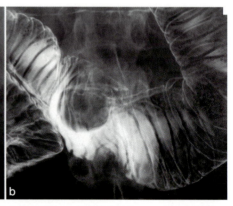

a, b：十二指腸膨大部領域から肛門側にかけ立ち上がりの急峻な約30 mm大の有茎性の隆起性病変を認める(a)．茎は長く，付着部は膨大部領域にあり，腫瘍表面は平滑である(b)．

上部消化管内視鏡検査所見

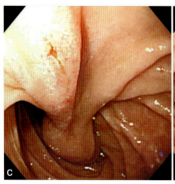
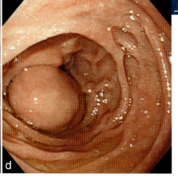

c, d：十二指腸乳頭部から水平部にかけて表面平滑ではっきりとした茎を伴う30 mm大の粘膜下腫瘍を認める．

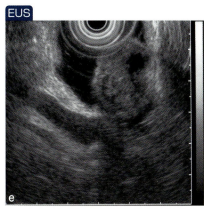
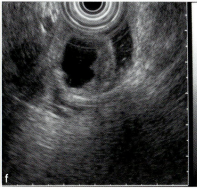

e, f：粘膜下層内に 27 mm 大の低エコー性腫瘤を認め，内部には境界明瞭な cystic な成分を認める．

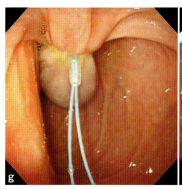
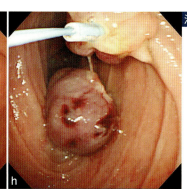

治療時内視鏡

g, h：Vater 乳頭から十分に距離をおくように腫瘍基部に留置スネアを掛け，その腫瘍側を切断して一括切除を行った．合併症はなかった．

病理組織像

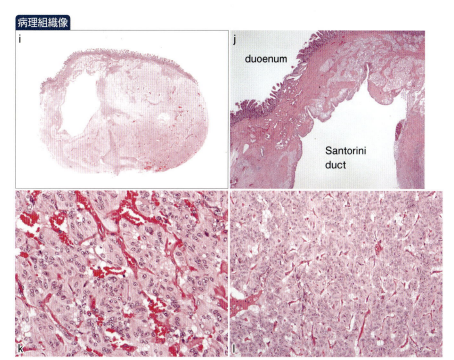

i, j：腫瘍は十二指腸粘膜下から固有筋層で副膵管を取り巻いて見られており，限局した腫瘤である．
k：細胞質の豊富な類円形細胞が，血管間質に囲まれて小胞巣を形成して配列している．
l：さらに腫瘍細胞が策状に配列し neuroendocrine tumor に類似している．

◆腫瘍性病変：乳頭部腫瘍

●症例2

（症例提供：静岡県立静岡がんセンター　角嶋直美，松林宏行）

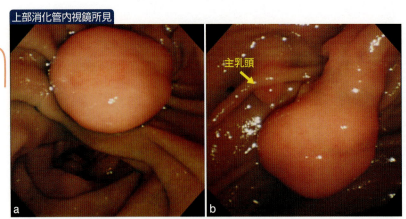

a，b：十二指腸下行部に20mm弱の表面平滑な腫瘤を認める（a）．太い茎を有し，茎付着部は主乳頭（黄矢印）から2cm程度離れていた（b）．

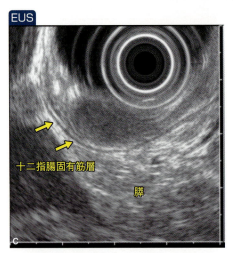

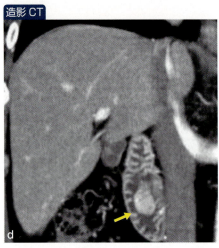

c：超音波内視鏡では，内部均一な低エコー腫瘤として描出され，第4層（黄矢印：固有筋層）への浸潤はみられなかった．

d：造影CT冠状断では，高度濃染される腫瘍として描出される（黄矢印）．

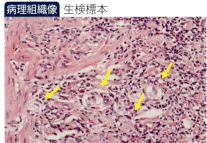

e：ボーリング生検でガングリオン様腫瘍細胞を認め，gangliocytic paraganglioma または neuroendocrine tumor が疑われた(e, H.E.×200).

f〜h：開腹部分切除＋リンパ節郭清が施行され，gangliocytic paraganglioma, 18 mm, 深達度 SM, ly0, v0, LN(0/4)であった．腫瘍内には内分泌細胞成分(f)，ガングリオン成分(g)，紡錘細胞成分(h)を認めた(H.E.×200)．術後6年無再発生存中である．

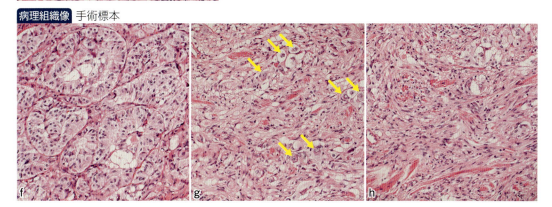

読影ポイント
- 膨大部領域（十二指腸下行部）付近に好発する有茎性の粘膜下腫瘍の形態を呈することが多い．
- 術前の生検診断は困難なことが多い．
- EUS で腫瘍内部に cystic lesion を認める場合には，本腫瘍を術前に強く疑うことが可能である．

◆腫瘍性病変(進行癌)

52 十二指腸癌(進行癌)

(本間 理,山本頼正,河内 洋)

球部前面 Ⅱa+Ⅱc型

➤ 70歳代,男性
➤ スクリーニングで受けた上部消化管内視鏡検査にて発見された.

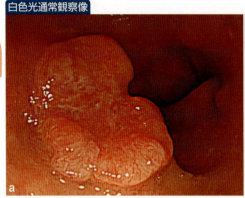
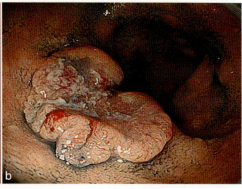

a:球部前面に 2 cm 大,発赤調の境界明瞭な隆起性病変を認める.表面の分葉構造は辺縁で不均一,陥凹を伴った中心部では不明瞭となっている.
b:インジゴカルミン散布像では急峻な立ち上がりを呈する隆起と中央部の陥凹がより明瞭となり,上皮性腫瘍を示唆する所見である.陥凹部の表面は一部粘液が付着しているが,潰瘍形成はなく,辺縁の隆起も周堤という所見ではないため,肉眼型はⅡa+Ⅱc型である.鉗子触診にて中央部は硬く可動性に乏しく,深部浸潤を示唆する所見であった.

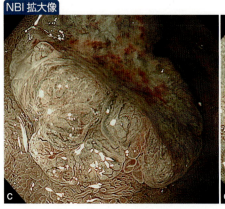
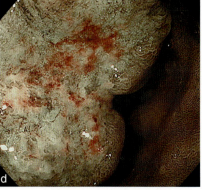

c:NBI併用拡大観察では腫瘍の口側辺縁に大型で不揃いな粘膜模様が認識できる.血管は口径不同,走行不整を認め,隆起部も病変であることが認識できる.
d:中央部では粘液付着のため不明瞭であるが,絨毛構造は消失している.

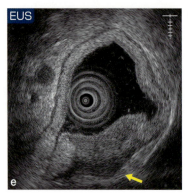

e:病変直下で腫瘍エコーに連続して第4層が広く肥厚し,第5層は保たれている(黄矢印).深達度 T2 と診断した.

十二指腸癌 T2N0M0 の診断で幽門側胃切除術が施行された.

病理組織像 手術標本

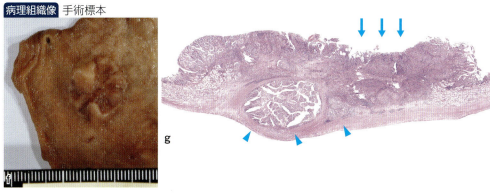

f：マクロ写真．十二指腸球部に 18×17 mm 大，中心に陥凹を伴った隆起性病変を認める．
g：病変部ルーペ像．病変は平坦な隆起を呈するが，一部で陥凹を呈する（矢印）．深部では固有筋層への浸潤を認める（矢頭）．

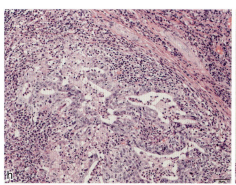
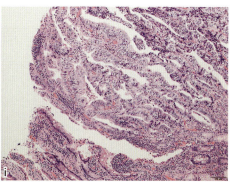
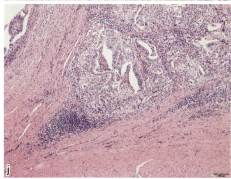

h：中拡大像．腫瘍腺管の形態不整，融合があり，中分化管状腺癌の所見である．
i：腫瘍辺縁の立ち上がり部分では乳頭管状構造主体の高分化腺癌成分から成る．腺腫成分は認めない．
j：先進部では腫瘍腺管が固有筋層まで浸潤している（壁深達度 T2）．

> T2N1M0 StageⅡA となり，術後補助化学療法（XELOX 8 コース）を行い外来定期フォローとなった．

読影ポイント
- 腫瘍性病変の鑑別には病変境界の詳細な観察が重要であり，境界が明瞭で，急峻な立ち上がりを示す場合は上皮性腫瘍を考える．さらにびらん，潰瘍を伴う場合は癌を疑うが，本症例は内視鏡所見からはⅡa＋Ⅱc 型の早期癌型を示した進行癌であった．
- 深達度診断は表面からの観察だけでなく，送脱気や鉗子触診により「硬さ」を評価することも重要である．また本症例は EUS が深達度診断に有用であった．
- 本症例は，肉眼型はⅡa＋Ⅱc 型で深達度が T2 のため，「胃癌取扱い規約」（第 14 版）に準じた肉眼型，深達度の記載とした．

◆腫瘍性病変（進行癌）

53 十二指腸癌（進行癌）

（小坂　崇，遠藤昌樹，菅井　有）

上十二指腸角〜下行部　Type 2

- 60歳代，男性
- 高度貧血（Hb 5.8 g/dL）の精査目的で施行した上部消化管内視鏡検査で発見された．

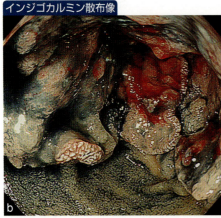

a：上十二指腸角から下行部にかけて，内部発赤し凹凸不整な，2/3周性の2型腫瘍を認める．周堤の一部（矢印）には絨毛の白色化を認める．

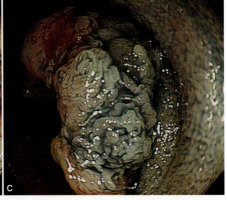

b：周堤の立ち上がりはより明瞭となる．腫瘍は伸展不良で固く，全周性に狭窄しており，スコープによる接触や水洗にて病変は容易に出血を呈した．

c：周堤の近接像．周囲の正常な絨毛上皮に比し，粗大化した表面構造を呈し，境界は明瞭である．表面構造は方向性不同，形状不均一であり上皮性悪性腫瘍を疑う．

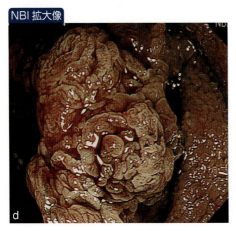

d：粘膜表面微細構造が明瞭化し，大小不同で不整な絨毛構造が観察される．微小血管像は視認できない．

外科切除標本肉眼所見

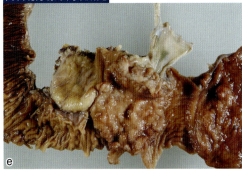

e：上十二指腸角から下行部に全周性の2型腫瘍を認める．

病理組織像

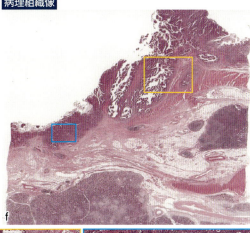

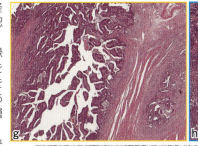
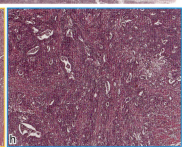

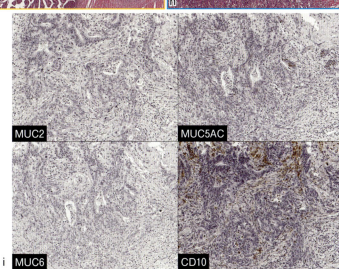

f：HE染色ルーペ像．辺縁に隆起部分を伴う陥凹性病変を認める．

g：fの黄枠内拡大像．腫瘍辺縁の隆起部分では乳頭状構造を示す異型腺上皮細胞の増殖を認める．乳頭状腺癌の像である．癌細胞の浸潤は固有筋層内に及んでいる．

h：fの青枠内拡大像．腫瘍中央部では，癒合状の腺管形成を示す中分化型管状腺癌の増殖を認める．間質反応を伴い，固有筋層を越えた浸潤を示していた．

i：免疫組織化学染色では，粘液形質マーカーはいずれも陰性であり，分類不能型と判定した．

読影ポイント

- 2型の原発性十二指腸癌は，他の消化管進行癌と同様に潰瘍を形成し，周囲粘膜との境界が比較的明瞭な周堤を呈することで診断される．
- 転移性十二指腸腫瘍が鑑別に挙げられ，小さい病変ではSMT様の形態を呈することが多く診断は容易であるが，進行し潰瘍形成すると鑑別が困難となる．
- 原発性十二指腸癌と判断するうえで，腫瘍内に残存する絨毛の白色化は診断の一助となる．

参考文献

1) 遠藤昌樹，松本主之，菅井 有：十二指腸腫瘍の診断と治療．Gastroenterol Endosc 2014；56：3763-3774

◆腫瘍性病変(進行癌)

54 十二指腸癌(進行癌)

(平山佳愛,山本頼正,河内 洋)

水平部 Type 2

➤ 70歳代,女性
➤ スクリーニング目的の上部消化管内視鏡検査にて発見された.

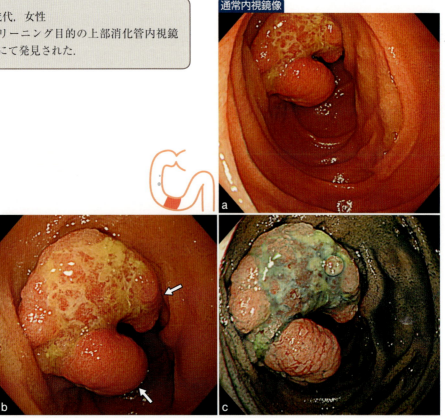

a:十二指腸水平部に半周性・25 mm 大の隆起性病変を認める.
b:近接すると中心部は陥凹し,粘液の付着を認める.辺縁は隆起しており,周堤を疑う所見である(白矢印).表面構造は粗糙で,色調は正色調〜やや発赤調である.
c:インジゴカルミン散布像では,正常粘膜と比較して明らかに粗糙な表面構造がより明瞭となった.周囲の隆起部は周堤を呈しており,上皮性腫瘍であると判断した.

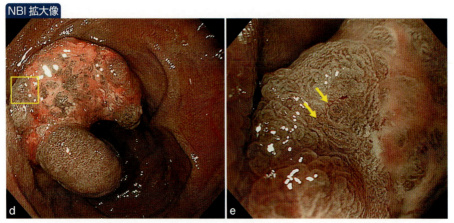

d,e:NBI併用拡大観察で,粘液付着のない陥凹部辺縁部(黄枠)を拡大観察した.拡大観察では絨毛構造が消失した不揃いな表面微細構造を認め,一部に不整な走行を示す微小血管を認める(黄矢印).同部位の生検にて高分化型腺癌と診断された.

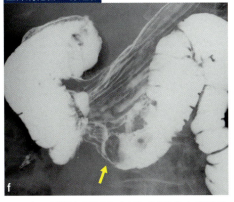

f：十二指腸水平部中央部に透亮像を認める（矢印）.

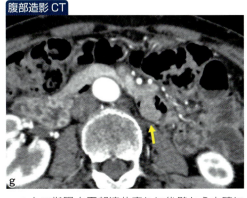

g：十二指腸水平部遠位寄りに後壁から内腔に隆起する腫瘤を認める（矢印）. 周囲に明らかなリンパ節転移は認めない.

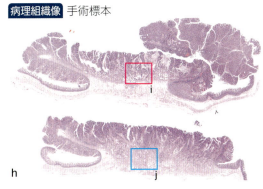

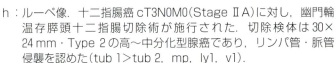

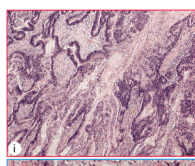

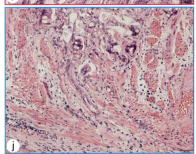

- h：ルーペ像. 十二指腸癌 cT3N0M0（Stage ⅡA）に対し, 幽門輪温存膵頭十二指腸切除術が施行された. 切除検体は 30×24 mm・Type 2 の高～中分化型腺癌であり, リンパ管・脈管侵襲を認めた（tub 1>tub 2, mp, ly1, v1）.
- i：腫瘍は高～中分化の管状腺癌が主体であり, 内視鏡にて発赤調の隆起の目立つ部位は高分化腺癌として観察された.
- j：筋層浸潤部. 腫瘍中央の陥凹部では異型の強い細胞が不規則に増殖し, 腫瘍は固有筋層に達していた.

読影ポイント

- 本症例は十二指腸水平部に認めた進行癌であるが, 自覚症状はなく内視鏡健診で診断された. スクリーニング内視鏡において十二指腸水平部まで観察することの重要性を改めて認識できた症例であった.
- 本症例のような大型病変を認めた場合は, まず上皮性か非上皮性かの鑑別が必要である. 白色光での鑑別も可能であるが, インジゴカルミン散布で, 病変の表面構造は正常と比較して明らかに不整であり, 上皮性を示唆する所見であった. また NBI 併用拡大所見も有用であった. 十二指腸癌の取扱い規約はないが, 通常, 胃癌・大腸癌に準じた肉眼分類が用いられるため, 本症例は境界明瞭な周堤と, 中央の潰瘍を伴う 2 型進行癌（潰瘍限局型）と診断した.
- 十二指腸病変に対する治療法の選択は, 侵襲度が大きく異なるため慎重に行うべきである. 術前のステージ診断には EUS や CT などの画像検査も含め, 総合的に判断することが重要である.

◆リンパ腫

55 濾胞性リンパ腫

（鳥谷洋右，遠藤昌樹，松本主之）

●症例1
➤ 70歳代，男性
➤ 胃癌スクリーニング目的の上部内視鏡検査で十二指腸病変を指摘された．

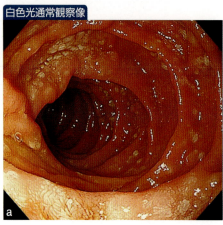
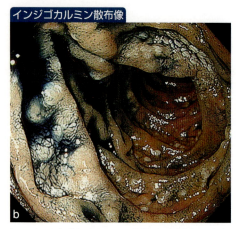

a：下行部に多発する白色顆粒状隆起を認める．

b：インジゴカルミンによる色素観察で白色顆粒状粘膜がより明瞭に観察された．同部位からの生検で濾胞性リンパ腫（follicular lymphoma）の診断を得た．

●症例2
➤ 50歳代，男性
➤ 胃癌スクリーニングの上部消化管内視鏡検査で発見された．

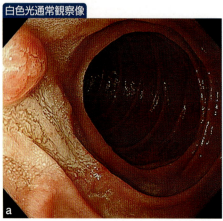
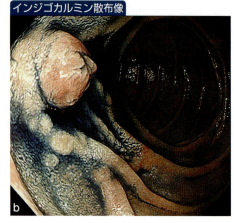

a：乳頭周囲に大小不同で白色調の絨毛様粘膜を認める．

b：インジゴカルミン散布後の観察では，やや境界が不明瞭である．

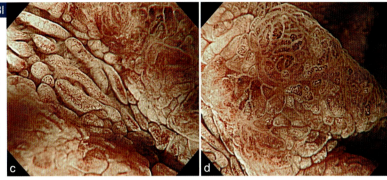

c：白色部のNBI拡大観察では，絨毛が指状に腫大し，一部では癒合傾向もみられる．
d：さらに詳細に観察すると，拡張した血管に富む絨毛と血管が疎な絨毛が混在している．

病理組織像 生検標本

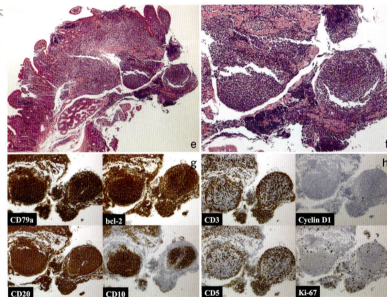

e：生検組織病理像（HE染色）．十二指腸粘膜内に濾胞様構造がみられる．
f：拡大像（HE染色）では，濾胞様構造は小型異型リンパ球の増殖により構成されている．
g：生検組織病理像（免疫組織化学染色）．異型リンパ球はCD79a，CD20，bcl-2，およびCD10強陽性である．
h：CD3とCD5は陰性（反応性T細胞に陽性），cyclin D1は陰性でKi-67 indexは約8％で，反応性の胚中心より陽性率は低い．

以上の免疫組織学的特徴から，濾胞性リンパ腫（follicular lymphoma）と診断した．

読影ポイント

- 十二指腸病変の特徴として，乳頭周囲を中心とした十二指腸下行部に好発する多発白色顆粒状病変の集簇に要約される[1]．
- multiple lymphomatous polyposis様の比較的大きな隆起を呈する場合もあり，その場合はマントル細胞リンパ腫やMALTリンパ腫が鑑別に挙げられる[2]．肉眼型に加え，濾胞性リンパ腫では濾胞の形成により病変の白色所見を認める点が鑑別に重要である．
- 空腸や回腸に多発病変を伴うことが多いので，小腸内視鏡検査が必須である[3]．

文献
1) 遠藤昌樹, 松本主之, 菅井 有：十二指腸腫瘍の診断と治療. Gastroenterol Endosc 2014；56：3763-3774
2) Hashimoto Y, Nakamura N, Kuze T, et al：Multiple lymphomatous polyposis of the gastrointestinal tract is a heterogenous group that includes mantle cell lymphoma and follicular lymphoma：analysis of somatic mutation of immunoglobulin heavy chain gene variable region. Hum Pathol 1999；30：581-587
3) 品川 慶, 北台靖彦, 児玉美千世, 他：濾胞性リンパ腫の診断と治療. 胃と腸 2014；49：656-663

◆リンパ腫

56 マントル細胞リンパ腫

（梁井俊一，遠藤昌樹，松本主之）

➤ 60歳代，男性
➤ スクリーニング目的の上部消化管内視鏡検査で発見された．

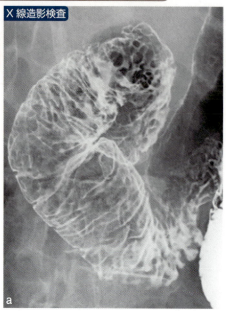
X線造影検査

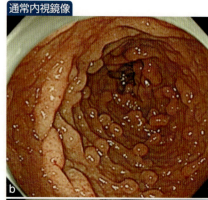
通常内視鏡像

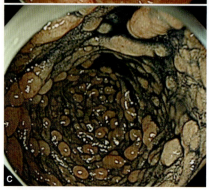

a：十二指腸の二重造影像．十二指腸球部から下行部にかけて平滑な小透亮像が多発している．

b：十二指腸球部に，表面平滑で光沢のある大小不同の隆起が多発している．いわゆる multiple lymphomatous polyposis（MLP）の像である．

c：インジゴカルミンによる色素内視鏡によりMLPの所見がより明瞭となる．

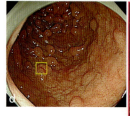
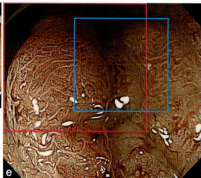
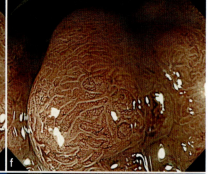
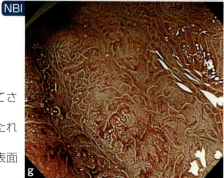
NBI

d：拡大観察の関心領域を黄枠に示す．
e：NBIを用いた弱拡大像．赤枠と青枠についてさらに拡大観察した．
f：e赤枠の拡大像．絨毛の表面構造は比較的保たれているが，表面の血管に拡張，蛇行を認める．
g：e青枠の拡大像．相対的陥凹部では，絨毛の表面構造がやや乱れ，血管の分布も粗である．

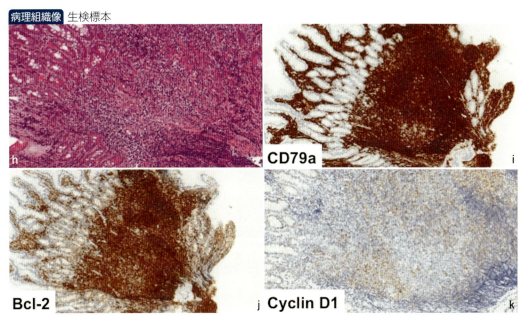

病理組織像 生検標本

h：HE 染色像．軽度の核異型を有する小型の異型リンパ球が浸潤している．濾胞構造は明らかではなく，lymphoepithelial lesion も認めない．
i～k：免疫染色では表に示す通り，CD5 陽性，Cyclin D1 陽性を示す B 細胞形質を有することから，マントル細胞リンパ腫と診断した．

表 十二指腸生検免疫染色結果

抗体	染色結果
CD3	（−）
CD5	（＋）
CD10	（−）
CD20	（＋）
CD79a	（＋）
Bcl-2	（＋）
Cyclin D1	（＋）

読影ポイント
- MLP を呈する悪性リンパ腫として，MALT リンパ腫，濾胞性リンパ腫，マントル細胞リンパ腫が挙げられる．
- 濾胞性リンパ腫では，白色顆粒状の比較的均一な微小隆起が領域性を示しながら密集する傾向がみられる．
- マントル細胞リンパ腫では大小不同の粘膜下腫瘍様隆起が平坦粘膜を介して多発する．
- MLP 様の病変に加えて濾胞性リンパ腫では潰瘍性腫瘤が，マントル細胞リンパ腫では粗大腫瘤が併存することがある．

◆リンパ腫

57 MALT リンパ腫

（伊藤紗代，角嶋直美）

> ●症例1
> ➤ 50歳代，男性
> ➤ 腹部不快感の精査目的の上部消化管内視鏡検査で発見された．

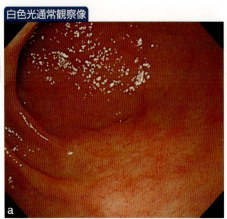

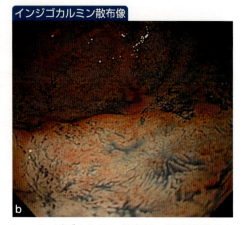

a：十二指腸下行部に境界不明瞭で褪色調の肥厚した粘膜を認める．表面には微小血管の拡張を伴っている．

b：インジゴカルミン散布後．腫瘍辺縁の立ち上がりはなだらかで，表面に粘膜模様が観察されることから上皮性腫瘍は否定できる．胃に粘膜下膨隆を伴う潰瘍性病変が多発しており，胃MALTリンパ腫と診断されていたことから，十二指腸MALTリンパ腫の診断に至った．

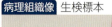

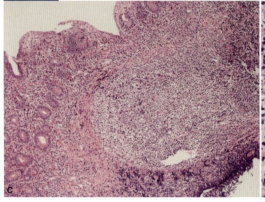

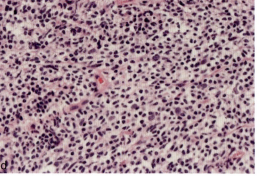

c：弱拡大像．十二指腸の粘膜筋板直下〜粘膜固有層を主体に，リンパ球浸潤を認める．
d：中拡大像．centrocyte-like cell（CCL細胞）と呼ばれる核にくびれをもつ小型〜中型のリンパ球様細胞の浸潤を認める．

- **症例2** 60歳代，女性
  ➤ 検診の上部内視鏡検査にて発見された．

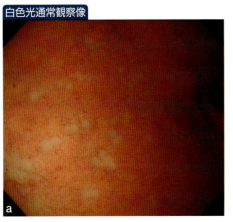

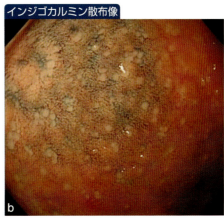

a：十二指腸球部に白色調の顆粒状小隆起を認める．十二指腸下行部には所見を認めない．

b：インジゴカルミン散布後．多発する白色小隆起はより明瞭となる．鑑別として濾胞性リンパ腫，リンパ濾胞過形成が挙げられる．生検にてMALTリンパ腫と診断された．

- **症例3** 70歳代，女性
  ➤ 検診異常の精査内視鏡にて発見された．

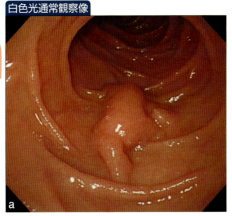

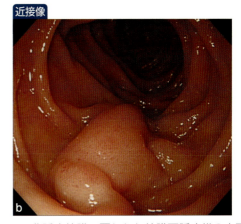

a：十二指腸下行部に20mm程のいびつな形態を呈する丈高な隆起性病変を認める．

b：非腫瘍粘膜で覆われた粘膜下腫瘍様の表面平滑な腫瘤で，鉗子で押すと弾力がある．生検にてMALTリンパ腫と診断された．

読影ポイント

- 十二指腸MALTリンパ腫の肉眼形態は多彩であり，隆起型，潰瘍型，multiple lymphomatous polyposis(MLP)型，びまん型が挙げられる．なかでも，隆起型の頻度が多い．
- 十二指腸球部の丈の低い不整な隆起病変や多発する小隆起として見つかる場合，リンパ濾胞過形成や異所性胃粘膜，十二指腸潰瘍瘢痕などが鑑別疾患となる．
- 胃のMALTリンパ腫併存を視野に入れた観察が重要である．
- 確定診断のためには生検と免疫組織学的検索を行う必要がある．

◆リンパ腫

58 Burkittリンパ腫

（五十嵐公洋，角嶋直美）

- 40歳代，女性
- 腹部膨満感あり，腹水貯留を指摘され精査目的の上部消化管内視鏡検査で発見された．

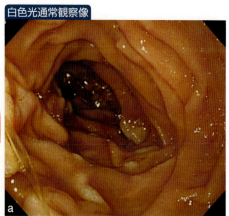

a：十二指腸下行部乳頭対側に絨毛の白色化を伴う隆起が散在性に認められる．濾胞の形成や潰瘍は認められない．

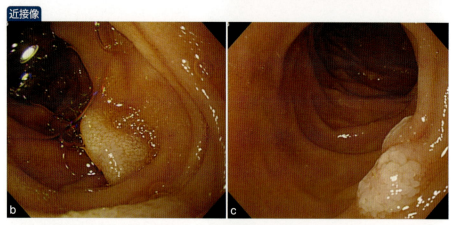

b，c：周囲の粘膜と比べて白色化した絨毛は腫大している．

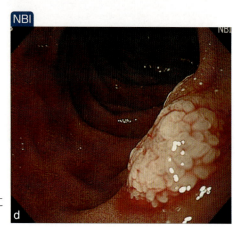

d：NBI像．一つひとつの絨毛は不揃いに腫大している．

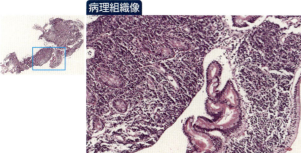
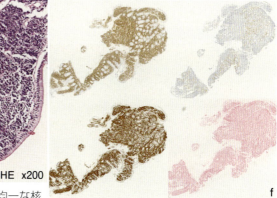

e：十二指腸粘膜固有層内にびまん性に浸潤する，均一な核を有する中型細胞を認める．

f：免疫染色ではCD20・Ki-67はほぼすべての腫瘍細胞で陽性となり，Bcl-2は陰性．EBV感染に特異的なEBER-ISMは陰性であった．

CD20	Bcl-2
Ki-67	EBER-ISM

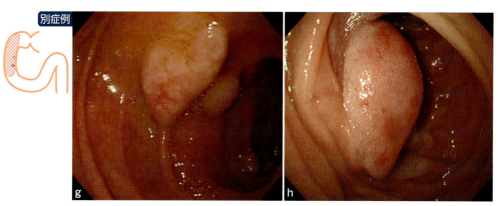

g，h：別症例．正色調〜一部発赤調の粘膜下腫瘍様の粗大な隆起が多発している．明らかな潰瘍形成は伴わず，表面には白色化した絨毛構造が視認される．

読影ポイント

- Burkittリンパ腫は高悪性度の非ホジキンリンパ腫であり，消化管では回腸に好発する腹部の巨大腫瘤として発見されることが多いとされるが，腸重積・穿孔を契機に発見されることもある．
- endemic, sporadic, immunodeficiency-associatedの三つのタイプがあるが，いずれもc-Mycの転座を特徴とする．日本や欧米ではほとんどの症例をsporadic typeが占める．
- EBV（Epstein-Barr virus）感染はendemic typeの全例で認められるが，日本や欧米で認められるsporadic typeではまれである．
- 小児の悪性リンパ腫では30〜40％を占めるとされるが，成人の悪性リンパ腫のなかでは1％程度にすぎない．
- 非常に高い増殖能を示し，倍加時間は12〜24時間と考えられている．HE染色ではびまん性の腫瘍細胞の増殖とstarry sky appearanceという核片を貪食したマクロファージが特徴的とされ，Ki-67 indexはほぼ100％を示す．
- 免疫染色では多くのB細胞系リンパ腫で陽性となるBcl-2が陰性となることが特徴の一つとされる．
- 既報も少数例での報告のため肉眼型に関しては不明ではあるが，小腸のリンパ腫のなかでは隆起型や潰瘍型を示すことが多いとされている．当院で経験された3例はいずれも隆起型であった．

◆リンパ腫

59 びまん性大細胞型 B 細胞リンパ腫（DLBCL） 〔五十嵐公洋，角嶋直美〕

● 症例 1

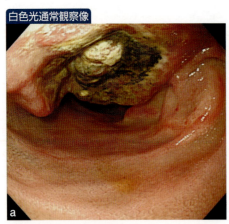
白色光通常観察像

a：十二指腸下行部乳頭肛門側に歪な不整型潰瘍性病変を認め，同心円上に非腫瘍粘膜を介して褪色調の陥凹性病変を伴う．

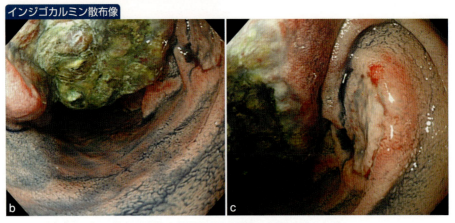
インジゴカルミン散布像

b：インジゴカルミン散布で病変の境界はより明瞭に認識可能となる．
c：陥凹性病変の辺縁は比較的整で，上皮性変化を疑う蚕食像は認めない．

● 症例 2

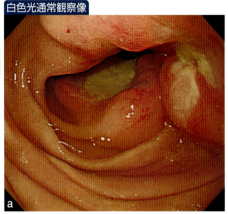
白色光通常観察像

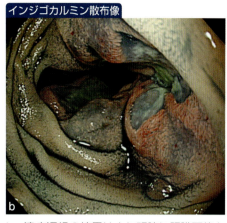
インジゴカルミン散布像

a：十二指腸水平部に亜全周性の潰瘍性病変を認める．潰瘍辺縁は比較的整であり，潰瘍底もほぼ平坦である．周堤は非腫瘍粘膜で覆われ，なだらかな立ち上がりでいわゆる"耳介様"と呼ぶにはやや厚みを有するが，比較的均一である．ほぼ全周性の病変であるが，伸展性は保たれ，内視鏡の通過は容易であった．

b：潰瘍辺縁の境界はより明瞭に認識可能となる．潰瘍辺縁に蚕食像を認めない．

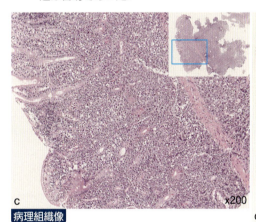
病理組織像

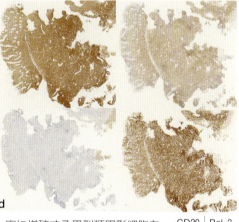

CD20	Bcl-2
CD10	Ki-67

c：十二指腸粘膜層・粘膜下層を破壊性に浸潤し，密に増殖する異型類円形細胞を認め，悪性リンパ腫と診断される．低悪性度リンパ腫成分は認められない．

d：CD20，Bcl-2 陽性，CD10 陰性，Ki-67 index 95％以上でびまん性大細胞型 B 細胞リンパ腫として矛盾しない．

読影ポイント

- びまん性大細胞型 B 細胞リンパ腫は大型 B 細胞リンパ球がびまん性に増殖する疾患であるが，均一な疾患群ではなく多様な亜型を含む．発生経路も新規で発生する場合と，MALT リンパ腫など他の低悪性度リンパ腫から発生する場合とがある．
- 肉眼型は胃のリンパ腫に準じて，佐野の分類と八尾の分類がよく用いられる．潰瘍を形成し，Type 2 の進行癌と類似した形態を示すことがもっとも多い．
- 粘膜下層より発生し，典型的には初期には粘膜下腫瘍様の外観を呈するが，増大に伴い頂部にびらん・潰瘍を形成する．髄様の発育をし，線維化が少ないため通常は癌より軟らかい印象になる．
- 典型像では耳介様周堤（非腫瘍性の立ち上がり，Type 2 の周堤と比べ幅が狭い，潰瘍底が平坦）を形成する．

◆リンパ腫

60 形質細胞腫

（山﨑　明，山本頼正，津山直子）

- 60歳代，男性
- スクリーニングで受けた上部消化管内視鏡検査にて発見された．

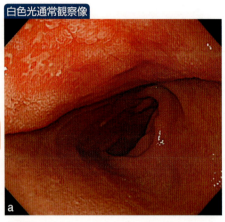

a：球部上面に半周性の平坦隆起性病変を認める．表面は発赤調でびらんを伴っており，全体に厚みが目立つが，鉗子触診では比較的軟らかい腫瘍であった．

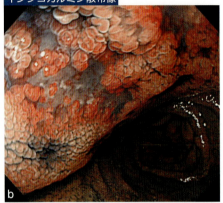
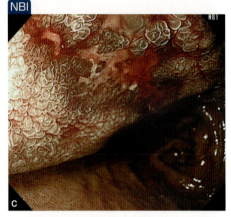

b：インジゴカルミン散布により，表面のびらんと周囲の粗大化した絨毛構造がより明瞭となった．絨毛構造の形態は不整に乏しく，上皮性腫瘍を積極的には疑う所見ではなかった．

c：NBI非拡大での所見であるが，インジゴカルミン散布像と同様で，絨毛構造の形態は揃っており，また不整な血管像を示唆する所見も認めない．びらん面は絨毛構造が消失しており，同部位より生検を行った．

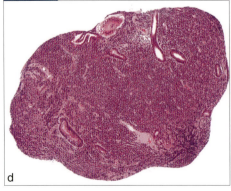
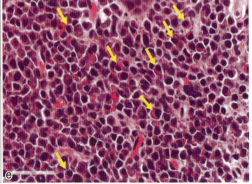

d, e：HE染色（d：弱拡大像，e：強拡大像）．絨毛は消失し，核が偏在し両染性の胞体を有する形質細胞がびまん性に浸潤している（矢印）．

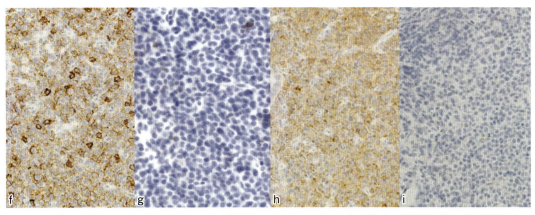

f～i：免疫染色（f：CD56，g：CD20，h：Kappa，i：Lambda）．免疫染色で異型細胞は CD138（＋），CD56（＋），CD20（－），Kappa（＋），Lambda（－），IgG（－），IgA（＋），IgM（－），Cyclin D1（－），Ki-67 index 10％未満であり，髄外性形質細胞腫と診断された．

髄外性形質細胞腫と診断され，局所放射線治療（45Gy/25 回）を行った．

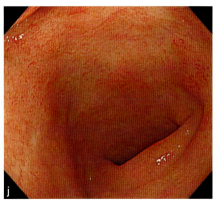

j：放射線治療後に腫瘍は消失し，壁の厚みもなく，発赤とわずかな瘢痕を認めるのみであった．放射線治療が奏効した例であった．

読影 ポイント	■ 腫瘍性病変の鑑別には病変境界と表面構造の詳細な観察が重要であり，周囲の正常粘膜との境界が不明瞭で，表面構造が正常な絨毛または軽度の絨毛構造の粗大化程度であれば，非上皮性腫瘍を考える． ■ リンパ腫は多彩な内視鏡像を呈するが，比較的軟らかい腫瘍であり，送脱気や鉗子触診により硬さを評価することが鑑別診断のうえで重要である． ■ 形質細胞腫は，顆粒状粘膜，ひだの腫大，粘膜下腫瘍様隆起，潰瘍性腫瘤など多彩な内視鏡像を呈し，リンパ腫との鑑別は困難である． ■ 本症例は形質細胞のびまん性浸潤を認め，形質細胞腫，形質細胞分化を示す MALT リンパ腫，反応性の形質細胞浸潤が鑑別診断として挙がる．形質細胞は kappa 鎖に偏りを示し，CD56 陽性，また CD20 陽性のリンパ球を認めないことから形質細胞腫と診断された．

◆ GIST(gastrointestinal stromal tumor)

61 GIST

（岸田圭弘，角嶋直美）

球部下面

- 60歳代，女性
- 貧血精査のため行った上部消化管内視鏡検査で発見された．

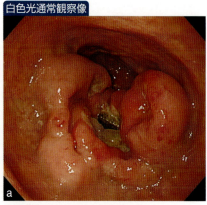

a：十二指腸球部下面を主座として，約半周性，50 mm 大の不整形な潰瘍性病変を認める．病変の立ち上がりは比較的急峻に立ち上がり，丈高な辺縁隆起を形成している．隆起の内部にはいびつな形状をした陥凹と潰瘍を認め，潰瘍底には厚い白苔が付着している．病変は球部に限局しており，空気変形に乏しい硬さのある病変である．

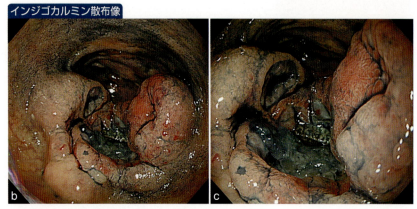

b：周堤および陥凹部には明らかな上皮性変化を疑う所見が認められず，非腫瘍粘膜で被覆されている．
c：潰瘍の辺縁は平滑であり，明らかな蚕食像は伴わない．

以上の所見より非上皮性腫瘍と診断し，鑑別として GIST などの間葉系腫瘍，他臓器癌転移，悪性リンパ腫などが考えられた．

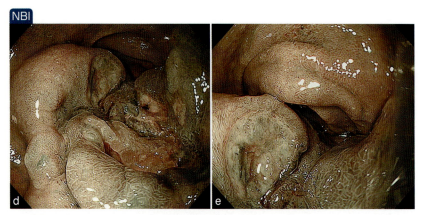

d：病変の周堤の表面は絨毛状の非腫瘍粘膜で被覆されている．
e：潰瘍辺縁は平滑であり，明らかな上皮性変化を認めない．

潰瘍底からの生検にて，紡錘形細胞の増殖を認め，同部位の免疫染色にて c-kit 弱陽性，CD34(−)，ASMA(−)，Desmin(−)，S-100(−)であったことから，GIST 疑いと診断した．

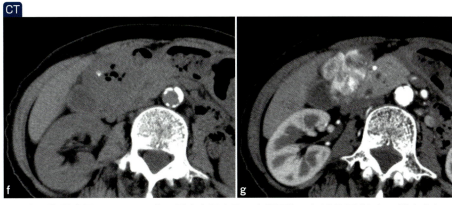

f：十二指腸球部に，40 mm 大の腫瘤を認める．内部不均一な低吸収域として描出され，一部に石灰化を伴う．
g：動脈相で濃染する多血性腫瘍であり，十二指腸癌も否定はできないが，GIST や NEC が鑑別に挙げられる．周囲臓器への明らかな浸潤や転移は認められなかった．

病理組織像 手術標本（十二指腸球部切除術）

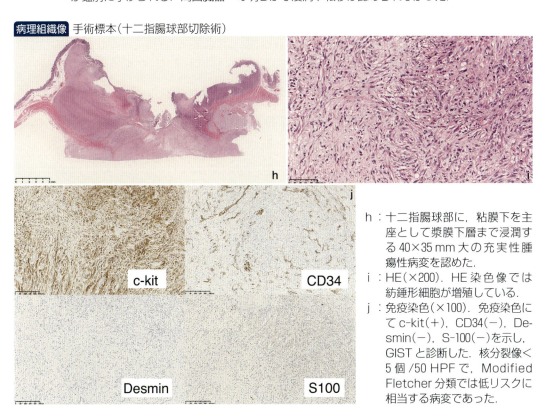

h：十二指腸球部に，粘膜下を主座として漿膜下層まで浸潤する 40×35 mm 大の充実性腫瘍性病変を認めた．
i：HE（×200）．HE 染色像では紡錘形細胞が増殖している．
j：免疫染色（×100）．免疫染色にて c-kit（＋），CD34（−），Desmin（−），S-100（−）を示し，GIST と診断した．核分裂像＜5 個 /50 HPF で，Modified Fletcher 分類では低リスクに相当する病変であった．

読影ポイント	■ 病変の立ち上がりがなだらか，非腫瘍粘膜に覆われる，など粘膜下腫瘍の特徴をもち，また潰瘍を形成している場合にはその辺縁は整であることが多い． ■ 悪性リンパ腫との鑑別には，副病変の有無や空気量による病変の硬さなどの所見が有用なことがある． ■ 生検は，上皮性腫瘍とは異なり，潰瘍辺縁よりも潰瘍底から，免疫染色に必要十分量の検体を採取するようにする．

◆ GIST (gastrointestinal stromal tumor)

62 GIST

（八木秀祐，山本頼正，河内 洋）

球部前面

- 60歳代，女性
- 十二指腸球部の粘膜下腫瘍のフォローアップ中，増大傾向を認め紹介となる．

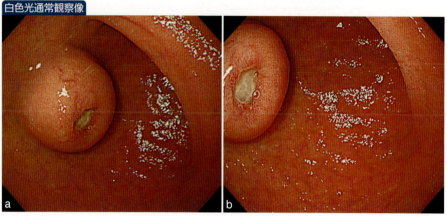

a：十二指腸球部前面に，20 mm 大の正常粘膜に覆われた立ち上がりなだらかな submucosal tumor(SMT)を認めた．色調は軽度発赤調を呈し，頂部には潰瘍形成を認めた．
b：潰瘍底には均一な白苔の付着を認め，また粘膜表面には拡張した血管は認めない．

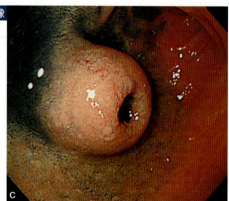

c：腫瘍の立ち上がりは正常粘膜であり，その粘膜模様が頂部の潰瘍まで続いており，SMT であることがより明瞭である．

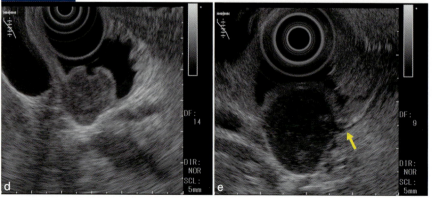

d：正常粘膜に覆われ，頂部に潰瘍を伴う境界明瞭な SMT の所見である．内部エコーは均一な低エコーを示した．
e：レンジを拡大して走査すると，正常壁の第4層との連続性が描出され(矢印)，gastrointestinal stromal tumor(GIST)に矛盾しない所見である．

前医生検で c-kit 陽性，CD34 陰性，desmin 陰性，S-100 蛋白陰性にて GIST と診断．十二指腸球部前面，20 mm，GIST に対して腹腔鏡・内視鏡合同手術を施行した．

病理組織像 手術標本

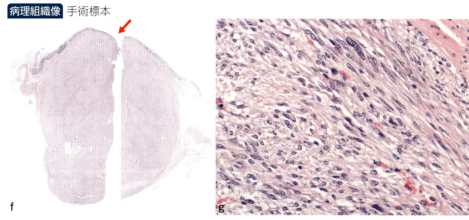

f：ルーペ像(検体中心部で入割され二分された状態)．18×15×18 mm 大の粘膜下腫瘍．腫瘍は固有筋層を中心として粘膜固有層から漿膜下層まで圧排性に増殖している．内視鏡像にて潰瘍であった部分を矢印で示す．
g：腫瘍部拡大像．紡錘形細胞が錯綜配列を示し密に増生を示す．核分裂像は認められなかった．

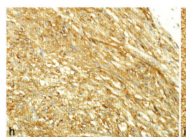
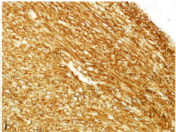
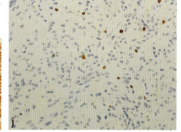

h, i：g と同部位の c-kit(h)，DOG1(discovered on GIST1)(i) 免疫染色．いずれも強陽性像を示した．CD34 は部分的に陽性，desmin，S-100 蛋白は陰性であった．以上より GIST と診断された．DOG1 は GIST において c-kit と類似した染色結果を示すが，c-kit が明瞭な陽性像を示さない場合に陽性を示すこと，GIST 以外での陽性率が低いことから，有用と考えられている．

j：Ki-67 免疫染色．Ki-67 index <1%
リスク分類　Miettinen 分類：None，Fletcher 分類：Very low と判定した．

読影ポイント

- 白色光とインジゴカルミン散布後の観察では正常粘膜に覆われ，頂部に潰瘍を伴う SMT であり，GIST や neuroendocrine tumor(NET) を疑う所見であるが，NET に特徴的な粘膜表面の拡張した血管は認めない．
- 超音波内視鏡(EUS)では第 4 層由来(筋層)の均一な低エコーを示す SMT であり，GIST をもっとも疑う所見である．筋層由来の SMT としては GIST のほかに，平滑筋腫，神経鞘腫なども鑑別となる．
- 潰瘍形成がある場合は，潰瘍内部からの生検で診断が可能であるが，潰瘍形成がない場合は，超音波内視鏡下穿刺吸引生検が確定診断に有用である．

◆神経内分泌腫瘍(neuroendocrine tumor;NET)

63 Neuroendocrine tumor;NET G1 　（小坂　崇，遠藤昌樹，松本主之）

傍十二指腸乳頭部

- 40 歳代，男性
- 検診の上部消化管内視鏡検査で発見された．

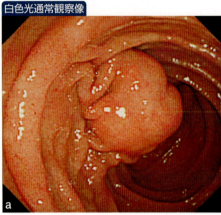
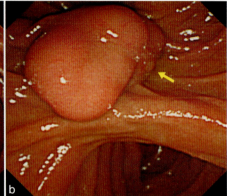

白色光通常観察像

a：上十二指腸角から下行部に，立ち上がり急峻で緊満感のある粘膜下腫瘍様の隆起性病変を認める．色調は周囲粘膜と同色調からやや発赤調を呈している．
b：下行部からの見上げ像．表面は粘膜下の結節により凹凸を呈している．腫瘍肛門側には十二指腸乳頭(矢印)を認める．

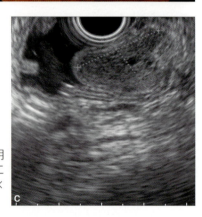

c：超音波内視鏡像．第3層に主座をおく境界明瞭な腫瘤を認める．内部エコーは均一な低エコー腫瘤として描出され，サイズは20×14 mm．EUS-FNAを行いNETと診断した．

病理組織像　外科手術標本

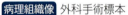
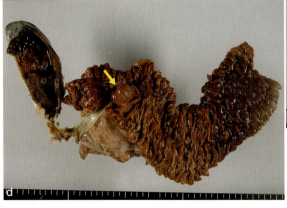
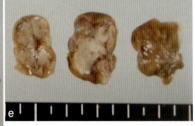

d：切除標本肉眼所見．上十二指腸角にやや緊満した粘膜下腫瘍を認める(矢印)．
e：ホルマリン固定標本(割面像)．粘膜下層に黄白色調の充実性腫瘍を認める．

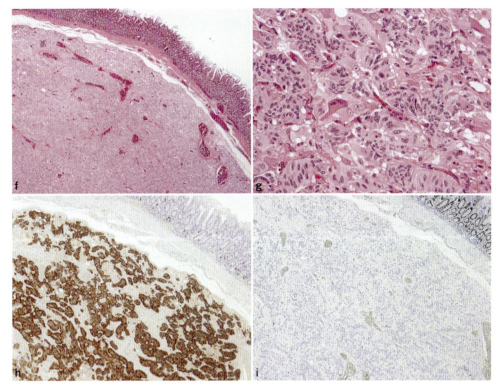

f：HE染色像．腫瘍細胞は粘膜下層を中心として胞巣状，索状構造を示し増殖している．
g：HE染色（強拡大像）．腫瘍細胞は類円形から短紡錘形の均一な核を有し，好酸性の比較的豊富な細胞質を有している．核分裂像は目立たない．間質には毛細血管の増生を伴う．
h：免疫染色（Chromogranin-A）．内分泌マーカーはChromogranin-Aがびまん性に陽性を示し，Synaptophisinも陽性を示した．
i：細胞増殖活性の指標であるKi-67 indexは2％以下であり，NET G1と診断した．

読影ポイント

- 本邦における十二指腸NETの頻度は消化管NETの16.7％を占め，十二指腸は直腸，胃に次ぐ好発部位である．十二指腸のなかでも球部にもっとも好発し，次いで下行部，乳頭部の順に多い[1]．
- 粘膜深層の内分泌細胞より発生し膨張性に発育するため，上皮性腫瘍ではあるが粘膜下腫瘍様の形態を呈することが特徴の一つである．
- 外科的切除が治療の基本であるが，転移率が比較的低いとされる腫瘍径10 mm以下かつ粘膜下層にとどまる病変に対しては，内視鏡的粘膜切除（EMR）が選択されることがある．しかし，内視鏡治療の治療効果に関しては未だエビデンスが少ないのが現状である．
- 正色調〜黄白色調の立ち上がりなだらかな半球状の粘膜下腫瘍様形態を呈する．
- 腫瘍が膨張性に発育することで，中心陥凹（delle）や潰瘍形成，粘膜内血管が圧迫されて血管拡張を認めることがある．
- 超音波内視鏡では，第2〜3層を主座とする境界明瞭な低エコー腫瘤を示す．

文献
1) 遠藤昌樹，松本主之，菅井 有：十二指腸腫瘍の診断と治療．Gastroenterol Endosc 2014；56：3763-3774

◆神経内分泌腫瘍（neuroendocrine tumor；NET）

64 Neuroendocrine tumor；NET G1 （松井　徹，角嶋直美）

球部下壁

➤ 60歳代，男性
➤ 健診の上部消化管内視鏡検査で発見された．

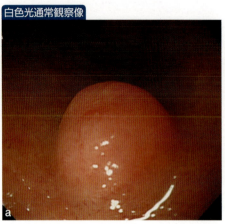

白色光通常観察像

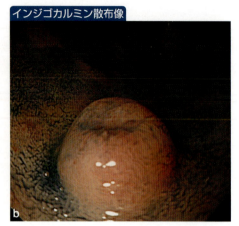

インジゴカルミン散布像

a：十二指腸球部下面に，8 mm大の立ち上がりなだらかな丈の高い隆起性病変を認める．表面は周囲と同様の非腫瘍粘膜で覆われ，頂部に健診時生検痕を認めるが，びらん形成は認めず，粘膜下腫瘍を疑う．色調は正色調～褪色調で可動性は不良であった．

b：インジゴカルミン散布では，頂部の陥凹はより明瞭となる．表面の絨毛構造がより明瞭となるが，明らかな腫瘍性変化を認めない．

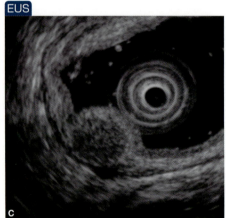

EUS

c：超音波内視鏡（浸水法細径プローブ20 MHz）では，第3層に主座をおく球形の病変として描出され，病変深部は薄い第3層に被覆されており，第4層は保たれている．病変の境界は明瞭で辺縁整，内部エコーは比較的均一な低エコーであり，NETと診断した．

病理組織像 外科手術標本

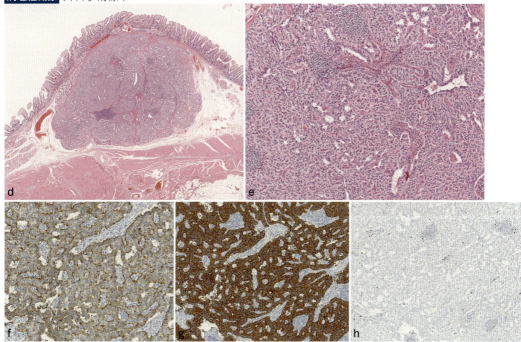

d：十二指腸局所切除された NET のルーペ像．腫瘍はおもに粘膜下層で膨張性に発育し，粘膜筋板，筋層は比較的保たれている．
e：HE 染色（×100）．やや小型で類円形の核を有する腫瘍細胞が，索状・胞巣状を呈し均一に拡がっている．
f，g：Chromogranin-A 染色．腫瘍全体にびまん性に陽性を呈している．
g：Synaptophisin 染色．腫瘍全体にびまん性に陽性を呈する．
h：Ki-67 染色では，Ki-67 index が 2％以下で，WHO 2010 による分類で Grade 1 である．

読影ポイント
- NET は粘膜深層から発生し，粘膜下層へ浸潤する傾向がある．小病変ではなだらかな立ち上がりを有する粘膜下腫瘍様の形態を呈することが特徴的である．
- 腫瘍径が大きくなると，中心部に陥凹や潰瘍を伴うこともある．
- EUS では第 3 層に主座をおき，辺縁整で内部は均一な低エコー腫瘤として描出される．
- 本症例は鉗子生検による組織診断で NET と診断したが，おもに粘膜下に存在する腫瘍のため，通常生検による診断は必ずしも容易でない．時にボーリング生検や EUS-FNA により組織診断がなされることもある．

文献
1) 横井千寿，後藤田卓志，下田忠和，他：消化管カルチノイドの治療と診断 2）十二指腸・小腸．胃と腸 2004；49：583-591
2) 丸山保彦，渡辺文利，花井洋行：十二指腸カルチノイドの病態と治療（総説）．Gastroenterol Endosc 2011；53：1979-1990

◆神経内分泌腫瘍（neuroendocrine tumor；NET）

65 Neuroendocrine tumor；NET G2

（並河　健，山本頼正，河内　洋）

球部前面

➤ 70歳代，女性
➤ 転移性肝腫瘍の原発巣検索目的で受けた上部消化管内視鏡検査にて発見された．

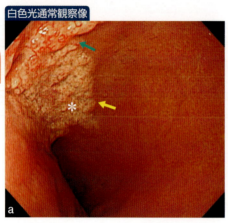

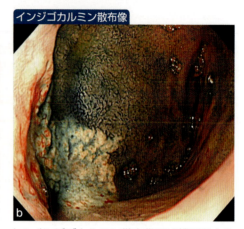

a：球部前面に15 mm大の境界明瞭な平坦隆起性病変を認める．病変の色調は黄色調で，表面性状は，肛門側では顆粒状であるが（黄矢印），口側はやや結節状で表層の拡張血管も認める（緑矢印）．

b：インジゴカルミン散布像では境界はより明瞭となり，肛門側の顆粒状変化も明瞭である．幽門輪近傍の口側は一部周囲より陥凹している．

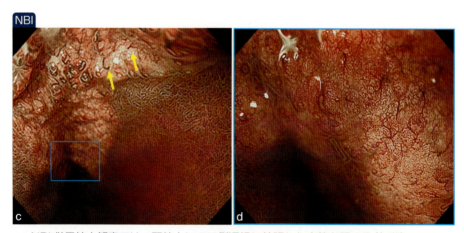

c：NBI併用拡大観察では，弱拡大にて口側辺縁に拡張した血管を認める（矢印）．
d：肛門側の顆粒状部位の強拡大（cの青枠）では絨毛構造は消失し，血管の拡張と走行不整を認める．腺管形成も認めず，上皮性腫瘍を積極的に疑う所見に乏しい．

病理組織像 図aの＊印部より採取された生検標本

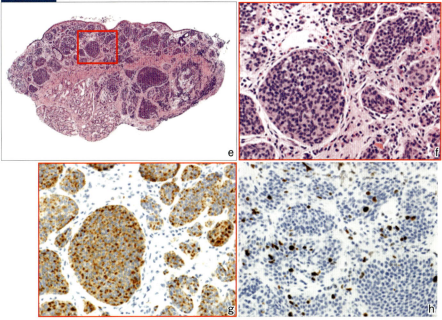

e：HE 染色弱拡大．上方が粘膜側，下方が深部側．粘膜内のほぼ全層と粘膜下層にかけて腫瘍を認める．
f：HE 染色強拡大（eの赤四角部）．小型類円形，均一核を有する細胞が大小の胞巣を形成している．
g：Chromogranin A に対する免疫染色（f と同部位）．腫瘍細胞の胞体に陽性．
h：Ki-67 index は 5％程度で WHO 分類における NET G2 に相当する．

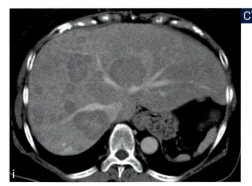

i：腹部造影 CT で肝全体にやや造影効果の弱い腫瘍の多発を認める．肝生検によりカルチノイド腫瘍の転移と診断された．

> **読影ポイント**
> - NET は粘膜深層の腺底部より発生し容易に粘膜下層に浸潤するため，上皮性腫瘍に分類されるが黄色調で立ち上がりなだらかな粘膜下腫瘍様隆起の肉眼所見を呈する場合が多い．
> - 本症例の内視鏡所見は，白色光，インジゴカルミン散布では，表面性状の変化を伴う境界明瞭な病変であり，上皮性腫瘍を考慮したが，NBI 併用拡大観察では，絨毛構造や腺管構造がはっきりせず，典型的な上皮性腫瘍の所見ではなかった．この NBI 所見と，白色光での黄色調で表面に拡張血管を伴う所見から，NET が鑑別にあがってくる．
> - 本症例は球部に発生しており，同部は NET の好発部位である．スクリーニング検査時には，左右アングルを用いて幽門輪近傍の球部前後面を十分に観察することが重要である．

◆転移性腫瘍

66 転移性腫瘍（膵癌直接浸潤） （滝沢耕平）

> ➤ 90歳代，女性
> ➤ 食欲不振および体重減少あり，近医CTにて腹部腫瘍を指摘され当科紹介．

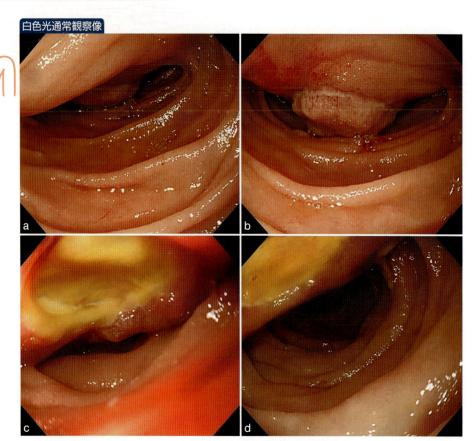

白色光通常観察像

a：十二指腸下行部に左前壁側からの壁外性圧排による管腔の狭小化を認める．
b：隆起の立ち上がりはなだらかで，周囲と同様の非腫瘍粘膜に被覆されている．頂部には丈の高い隆起を認め，腫瘍が露出している部位と考え，生検を施行した．主乳頭との位置関係は不明である．
c，d：隆起の肛門側には潰瘍形成を2カ所認める．潰瘍底は比較的均一な白苔に覆われ，潰瘍辺縁も比較的シャープで，いわゆる十二指腸癌などの上皮性腫瘍を疑う所見に乏しい．

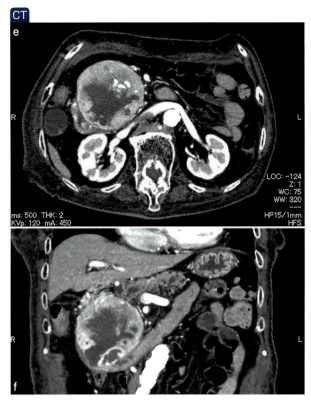

e, f：十二指腸下行部と膵鈎部との間の腹側に, 70 mm 大の境界明瞭な腫瘤あり. 腫瘤内には仮性瘤を認めるような多血性の腫瘤で, 壊死部分も多く認められる.

生検結果：膵癌(anaplastic carcinoma)

> **読影ポイント**
> - 膵癌とくに膵頭部癌は進行に伴い, しばしば十二指腸に直接浸潤する.
> - 十二指腸は管腔が狭いために全体像の把握が困難な場合があり, 時として圧排による片側性狭窄や全周性狭窄として認識される.
> - 腫瘍が壁外より→固有筋層→粘膜下層→粘膜層へと浸潤するため, 最初は粘膜下腫瘍様に圧排所見を呈し, 次第に粘膜表面へと浸潤すると腫瘍が内腔に露出し, びらんや潰瘍を形成する.
> - 十二指腸原発性腫瘍との鑑別は, 周堤様隆起の立ち上がりがなだらかで非腫瘍粘膜に被覆されていることや, 潰瘍辺縁に上皮性変化を認めないことなどである.

◆転移性腫瘍

67 転移性腫瘍（後腹膜脂肪肉腫直接浸潤）

（田中雅樹）

> ▶ 70歳代，男性
> ▶ 腹部膨満感精査目的の上部消化管内視鏡検査で十二指腸に病変を指摘された．

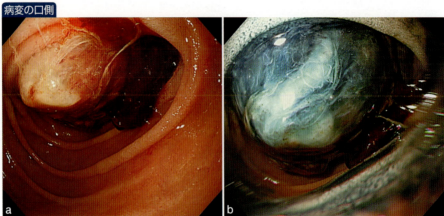

a：十二指腸下行部から下十二指腸角にかけて，不整な隆起性病変を認める．凹凸が目立ち，表面には血液や壊死物質が付着している．
b：インジゴカルミンを散布しても，追加の情報は得られなかった．

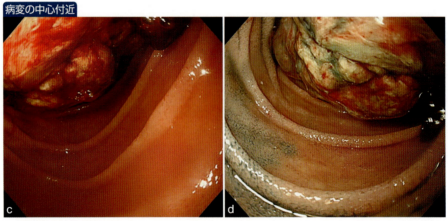

c：口側よりも凹凸が目立つ．やや黄色がかった腫瘍の一部が，表層に露出している状態と考えられた．
d：インジゴカルミンを散布すると凹凸がより明瞭となるが，観察できた範囲に上皮性変化はなく，非上皮性の腫瘍と診断した．

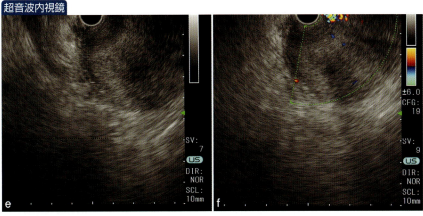

e：境界明瞭な腫瘤として認識可能．内部エコーは不均一で，全体としては等～やや高エコーを呈し，一部でエコーレベルが低い領域が存在している．
f：ドップラーエコーでも，内部の血流は乏しい．

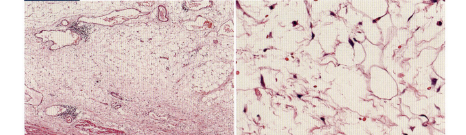

g：後腹膜の腫瘍部では紡錘形から多角形の異形のある細胞の増生がみられ，血管増生所見も伴っていた．
h：細胞密度にはばらつきがあり，核の大小不同および核異形も目立つ．脂肪細胞の核腫大がみられ，線維性隔壁にも異型細胞がみられることから，脂肪肉腫と診断した．

　最終診断は，後腹膜を主座とし，高分化型脂肪肉腫の成分を伴う脱分化型脂肪肉腫であり，十二指腸漿膜側から十二指腸全層に浸潤し，粘膜を破壊して内腔へ露出していた．

> **読影ポイント**
> - 十二指腸腫瘍の読影のポイントは，ほかの消化管と同様，背景上皮と明瞭な境界・領域性をもっているか，つまり上皮性変化を伴うかどうかを判断することが重要である．
>   本症例は腫瘍が巨大で全体像の観察は困難であったが，観察できた範囲では，明らかな上皮性変化を確認できず，非上皮性の腫瘍と診断した．
> - malignant potential をもつ十二指腸の非上皮性腫瘍としては，リンパ腫，GIST，肉腫などが挙げられる．本例は腫瘍径・形態から悪性腫瘍と診断することは可能であるが，内視鏡的な鑑別診断は困難であった．振り返って考えると，中心付近の色調および超音波内視鏡（EUS）での高エコー成分が，脂肪肉腫として矛盾しない所見であったものと考える．

◆転移性腫瘍

68 他臓器がんの転移（悪性黒色腫）

（川田　登）

- ●症例1
- ➤ 30歳代，男性
- ➤ 皮膚悪性黒色腫治療中の心窩部痛に対する精査目的の上部消化管内視鏡検査で発見された．

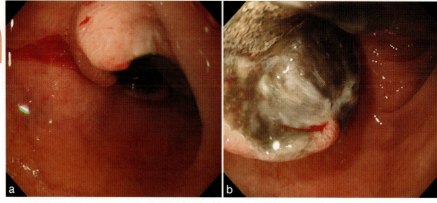

a：十二指腸下行部に，非腫瘍粘膜で立ち上がる周堤隆起を有した2/3周性の不整形潰瘍性病変を認めた．
b：潰瘍底全体に黒色の色素沈着を認め，悪性黒色腫の十二指腸転移と診断した．

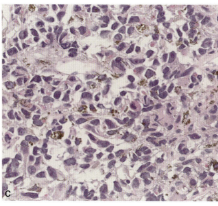

病理組織像　生検標本

c：HE染色では，粘膜固有層から粘膜下層にかけて，核小体が目立ち細胞質にメラニン色素を有する多形性の異型細胞が充実性に増殖しており，悪性黒色腫の十二指腸転移と診断した．

● 症例2
➤ 60歳代，女性
➤ 鼻腔悪性黒色腫治療中に胃部不快感の訴えがあり，上部消化管内視鏡検査を施行したところ発見された．

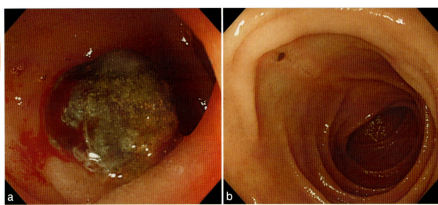

a：上十二指腸角に黒色調を呈する10 mm大の結節状隆起性病変を認めた．
b：十二指腸乳頭部に微小な黒色斑を認めた．また下行部には同様の微小な黒色斑が散見され，悪性黒色腫の十二指腸転移と診断した．

● 症例3
➤ 60歳代，男性
➤ 食道悪性黒色腫外科手術後のフォローの上部消化管内視鏡検査で発見された．

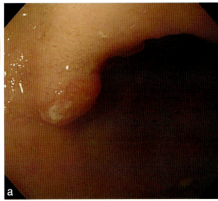
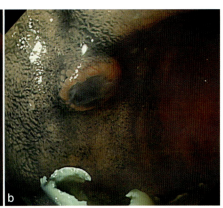

a：十二指腸球部前面に，発赤調を呈する4 mm大の丈の低い隆起性病変を認めた．
b：インジゴカルミン散布後．隆起の表面には浅い陥凹面を有し，病変の立ち上がりは非腫瘍であることから，転移性腫瘍が疑われた．生検で悪性黒色腫の十二指腸転移と診断された．

読影ポイント
- 悪性黒色腫の十二指腸転移の肉眼形態は，結節状隆起，粘膜下腫瘍様，ポリープ様，黒色斑，潰瘍型など多彩である．
- 悪性黒色腫はメラニン産生性のため色素沈着を有することが多いが，メラニン非産生性の症例では色素沈着がないため診断が困難である．
- 免疫組織染色では，S-100蛋白抗体，HMB-45（抗メラノソーム抗体），Melan Aが確定診断に有用である．

◆その他の腫瘍

69 脂肪腫

（小坂　崇，遠藤昌樹，松本主之）

疾患概念

　消化管の脂肪腫は全消化管良性腫瘍の4%を占めるとされる．十二指腸脂肪腫の発生頻度は消化管脂肪腫瘍の約4%程度と比較的まれである．多くは無症状で，内視鏡検査時に偶然発見されることが多い．下行部が好発部位であり，単発で無茎性ないし亜有茎性の粘膜下腫瘍様隆起を呈する[1),2)]．質的診断には超音波内視鏡とCTが有用であり，前者では高エコーを呈する第3層内の腫瘍として，後者では−40〜−120 HUの脂肪濃度を呈する限局性腫瘤として描出される．組織学的には成熟した脂肪細胞増生が粘膜下層にみられる．悪性化はきわめてまれであり，経過観察で問題ないとされる．しかし，増大すると表面のびらんや潰瘍により消化管出血をきたす，あるいは重積により通過障害の症状を呈することがある．このような場合は，内視鏡的切除術ないし外科的切除術が選択される[3)]．

文献
1) Mayo CW, Pagtalnan RJ, Brown DJ：Lipoma of the alimentary tract. Surgery　1963；53：598-603
2) 遠藤昌樹，松本主之，菅井　有：十二指腸腫瘍の診断と治療．Gastroenterol Endosc　2014；56：3763-3774
3) Kadaba R, Bowers KA, Wijesuriya N, et al：An un-usual cause of gastrointestinal bleeding：duodenal lipoma. Case Rep Gastroenterol　2011；5：183-188

● 症例 1

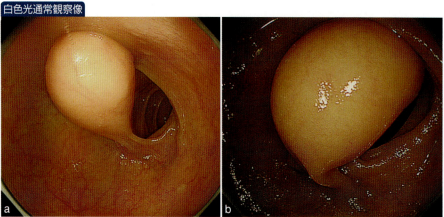

a：上十二指腸角に有茎性で表面黄色調の粘膜下腫瘍を認める．
b：腫瘍は軟らかく可動性は良好である．

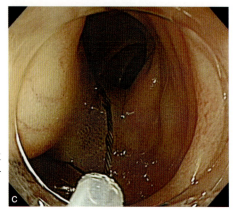

c：有茎性で基部の視認が可能であるため，治療法は内視鏡的粘膜切除術（endoscopic mucosal resection；EMR）を選択した．

病理組織像
EMR 標本

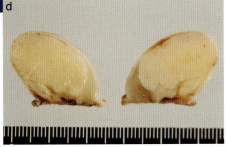

d：切除標本の割面像．肉眼的に黄色調の結節性病変を認める．
e：HE 染色ルーペ像．粘膜面に潰瘍やびらんは認めず，粘膜下層に成熟脂肪細胞の増生を認める．
f：e の青枠内拡大像：上皮には異常所見を認めず，粘膜下層に成熟脂肪細胞の増殖を認める．脂肪芽細胞の増生はみられず，脂肪腫の所見である．

● 症例 2

白色光通常観察像　　　EUS 像

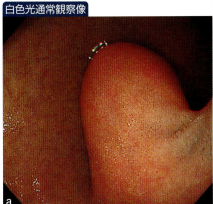
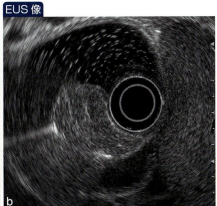

腹部造影 CT 像

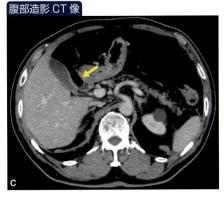

a：上十二指腸角に亜有茎性，粘膜下腫瘍様の隆起性病変を認める．
b：超音波内視鏡像（20 MHz，細径超音波プローブ）．境界明瞭で内部均一な高エコー腫瘤として描出される．
c：腹部造影 CT 画像．矢印に示すように脂肪組織と同等の CT 値を示す腫瘤として描出される．

読影ポイント
- 正常粘膜に覆われ，表面は平滑で黄色調の粘膜下腫瘍として認める．
- 可動性は良好で，生検鉗子で押すと軟らかい（cushion sign 陽性）．
- 腹部 CT では腫瘍部分の CT 値が −40〜−120 HU の脂肪濃度を呈することが特徴である．
- EUS 像では，粘膜下層を主座とする内部均一な高エコー腫瘤として観察される．
- 大型病変では消化管出血や狭窄症状の原因となることがある．

213

◆その他の腫瘍

70 Peutz-Jeghers型ポリープ（過誤腫） 〈赤坂理三郎，遠藤昌樹，菅井 有〉

疾患概念

過誤腫の定義は「臓器や器官に固有の細胞や組織成分が，臓器内で過剰に発育または増殖すること」とされる．過誤腫の構成細胞は周囲の正常細胞と同一であり，成熟した細胞で占められ，組織奇形の一種である．その発育は限局性のため生物学的には良性である．十二指腸に発生する過誤腫にはPeutz-Jeghers型ポリープ，Brunner腺過誤腫，若年性ポリープなどが挙げられる．本稿ではPeutz-Jeghers型ポリープについて概説する．

Peutz-Jeghers型ポリープ

もっとも代表的なものはPeutz-Jeghers症候群で常染色体優性遺伝を示し，胃・十二指腸・小腸・大腸にポリポーシスを形成する．約半数が下行部に発生し，有茎性または亜有茎性の形態を呈する．色調は白色，褪色，発赤調とさまざまである[1]．伸長，ねじれた過形成性腺管が不規則に分岐し，平滑筋によって分葉状構造を示す[2]．表面構造はクリスタルバイオレット染色で脳回状（convoluted pattern）または葉状（leaf pattern）を呈する[1]が白色化の有無，組織密度の違いから腺腫との鑑別は可能である．一方，Peutz-Jeghers型ポリープは単発性のポリープで，Peutz-Jeghers症候群で形成されるポリープと組織学的に同様なポリープである．

文献

1) 遠藤昌樹，松本主之，菅井 有：十二指腸腫瘍の診断と治療．Gastroenterol Endosc 2014；56：3763-3774
2) Clouston AD, Walker NI：Polyp and tumor-like lesions of the large intestine. In Shepherd NA, Warren BF, Williams GT, et al (eds)：Morson and Dawson's Gastrointestinal Pathology, 5th ed. 2013, 647-684, Wiley-Blackwell, Hoboken

●症例1

上部消化管内視鏡観察

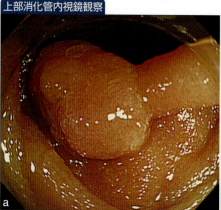
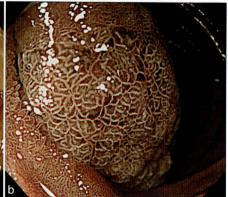
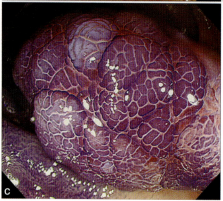

a：通常観察．十二指腸下行部に有茎性ポリープを認める．ポリープの頭部は分葉多結節状で，色調は周囲粘膜と同色調を呈していた．部分的に散布性白点や発赤点がみられる．
b：NBI観察．やや腫大した絨毛構造が観察されるが，ほぼ均一な構造であり，悪性腫瘍を示唆する所見は認めない．
c：クリスタルバイオレット染色像．表面構造は脳回状（convoluted pattern）と葉状（leaf pattern）が混在している．

●症例 2

上部消化管内視鏡観察

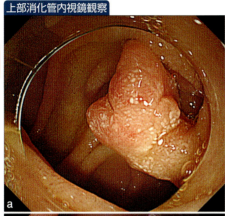
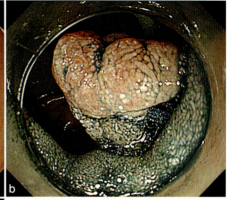
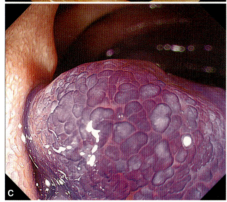

a：通常観察．十二指腸下行部に有茎性ポリープを認める．ポリープの頭部は分葉多結節状で，色調は周囲粘膜と比較しやや発赤調を呈していた．部分的に散布性白点がみられる．
b：インジゴカルミン散布像．ポリープの頂部はやや腫大した絨毛構造が観察されるが，悪性腫瘍を示唆する所見は認めない．基部は背景の十二指腸粘膜と同様の粘膜構造であった．
c：クリスタルバイオレット染色像．表面構造は葉状（leaf pattern）を呈している．

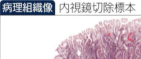
病理組織像 内視鏡切除標本

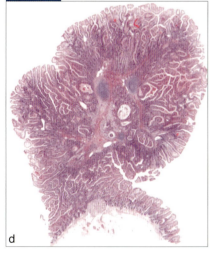

d：HE 染色，弱拡大像．異型の乏しい十二指腸絨毛上皮が著明な延長・拡張を伴い，過形成性に発育している．粘膜筋板には樹枝状分岐を認める．

読影ポイント
- 十二指腸では下行部に好発する．
- 有茎または亜有茎性で，ポリープの頭部は分葉多結節状である．
- 表面構造は比較的均一で，やや腫大した絨毛構造が観察される．
- クリスタルバイオレット観察では脳回状（convoluted pattern）または葉状（leaf pattern）を呈するが，腫瘍性と異なり組織間の密度が比較的疎である．

215

索　引

和　文

あ

アフタ様病変　107
アポトーシス　85
アミロイド　96
アミロイドーシス　96，109
悪性黒色腫　210
悪性リンパ腫　54，104，187
　　——との鑑別　197
網目状　39
暗赤色調潰瘍底　103

い

胃化生　72，79
胃型 SM 癌　150，152，154，
　156，160，164
胃型管状腺腫　115
胃型形質　60，139，164，165
胃型腫瘍　61
胃型上皮内腫瘍　62
　　——の分類　62
胃型腺癌　61
胃型腺腫　32，61
胃型粘膜内癌　138，140，144
異型血管　141
胃上皮　80
胃上皮化生　72，86
異所性胃粘膜　70，72
異所性膵　82
胃腺窩上皮　70
　　——に類似した表面構造　71，
　73
胃の多発発赤斑　103
陰窩　12，58

う

ウィーン分類　43

え

炎症性疾患の鑑別診断　65
炎症性腸疾患　64
炎症性隆起　86

お

黄色調　204，208，212
横走する潰瘍　103
大型病変　183
尾根状　38

か

カルチノイド腫瘍　54，205
開口部　80
潰瘍　88
　　——形成　150
　不整形——　103
潰瘍腫瘤型　170
潰瘍性大腸炎　53，64
潰瘍性病変　47
下行部　14
　　——の観察　25
過誤腫　37，214
下十二指腸角　14
家族性大腸腺腫症　49，128，
　166
硬さ　163，179
　　——の評価　195
褐色調　169
顆粒の乱れ　153
陥凹　125，141，144，148，153，
　162，164，178，192
　　——型病変　145
　　——傾向　158
　　——性病変　46，143
　軽度の——　160
癌を疑う所見　151，153
管腔内超音波検査法　170
観察法　22
感染症　106，108，110
感染性腸炎　84

き

球部　12
　　——の観察　23
　　——反転観察　24，27
境界および領域　159
狭窄をきたす病変　48
共通管部　17
緊満感　163

く

クリスタルバイオレット染色　38，
　40，112，123，139
グルテン摂取　104
クローン病　52，64，66
屈曲部の病変　161
区分　13

け

憩室　92
　　——内開口　18
形質細胞腫　194
形態の崩れ　151
形態別の診断アプローチ　48
血管異形成　94
血管拡張症　94
血管形成異常　94
血管腫　50，90
血行支配　12
血行動態　98
結節型　19
下痢症　107
原発性十二指腸癌　181
原発性腫瘍との鑑別　207

こ

抗がん剤治療　66
好酸球性胃腸症　109
口側隆起　18
後腹膜脂肪肉腫　208
高分化型管状腺癌　41，171，172

高分化型腺癌　31
高分化腺癌　161

さ

崎田・大森・三輪分類　88
散布性白点　21，74，214，215

し

ジアルジア症　106
耳介様周堤　193
指状　38
紫斑　103
脂肪　58
　——貯留　59
　——沈着　30
脂肪腫　90，212
脂肪粒　21
若年性ポリープ　49
住血吸虫症　52
十二指腸炎　64，86
十二指腸潰瘍　88
十二指腸拡大観察分類　40
十二指腸型濾胞リンパ腫　62
十二指腸嚢胞　90
十二指腸膨大部領域近傍　174
絨毛　12，58
　——萎縮　84
　——の白色化　21，36，40，43，
　　58，120，129，138，190
　——辺縁上皮　15，58
絨毛型　19
絨毛様構造　140
主乳頭開口部の肉眼型　19
主乳頭近傍の観察　28
腫瘍径　151
腫瘍の読影　209
腫瘍様病変の鑑別　64，179，195
腫瘤潰瘍型　170
消化性潰瘍　88
　——周囲の粘膜　64
上十二指腸角　13
上皮性か非上皮性かの鑑別　183

上皮性腫瘍
　——の鑑別診断　29
　——の組織型分類　60
　——の臨床的特徴　29
静脈瘤　98，100
　——出血因子　100
小隆起の散在　76
神経鞘腫　50
進行癌　178，180，182
　3型——　33
腎細胞癌の転移　49，52

す

スクリーニング　22
髄外性形質細胞腫　195
膵癌直接浸潤　206
膵管内に進展　173
水平部　14
　——から上行部の観察　27

せ

セリアック病　63，65，66，104
生検　85，97，166，170
　——結果と内視鏡診断の乖離
　　137
　——法　35
　ボーリング——　203
正常内視鏡像　12
正常粘膜　38
　——の内視鏡所見　15
成人T細胞リンパ腫　53
赤色調変化　153
旋回状　38
腺窩上皮化生過形成　72
腺窩上皮類似の所見　79
腺腫　35，37，41，49，137
　——（胃型）　112
　——（胃腸混合型）　122
　——（腸型）　116，118，120，
　　124，126，128，130
　——（腸型・胃型）　114
　——と癌の鑑別　159

管状絨毛状——　167
　高異型度——　23，26，28，
　　31，124，126，169
　中等度から高度異型——　168
腺腫内癌　134

そ

早期癌　26，161
側視鏡　161
組織接着剤注入法　100
粗糙な粘膜面　107

た

体重減少　110
大十二指腸乳頭　17
褪色調　192
大腸類似　39
多発白色顆粒状病変の集簇　185
タマネギ型　19
胆膵型　60
　——の腺癌　61
蛋白漏出性胃腸炎　74，104

ち

遅発穿孔対策　57
中分化型腺癌　173
超音波内視鏡　→EUSをみよ
超音波内視鏡下穿刺吸引生検
　　→EUS-FNAをみよ
腸型　60
腸型SM癌　158，162
腸型管状腺腫　60，115
腸型腫瘍　60
腸型腺癌　60
腸型腺腫の診断基準　61
腸型粘膜内癌　136，142，146
直接浸潤　206，208
治療法の選択　183

て

低異型度腺腫　28, 31, 43
転移性腫瘍　206, 208, 210

と

取扱い規約　67

な

内視鏡的静脈瘤結紮術　→EVL
　をみよ
内視鏡的治療　57, 98
内視鏡的乳頭切開術　→EST を
　みよ
内視鏡的粘膜切除　→EMR をみ
　よ

に

乳頭炎　166
乳頭開口部　18
乳頭部
　──の観察法　18
　──の正常構造　17
　──の正常内視鏡像　18
乳頭部癌　170
乳頭部膵管　17
乳頭部腺腫　166
乳頭部胆管　17
乳び性のリンパ液　74

ね

粘液形質と白色化　40
粘液による開大　18
粘液の分泌　80
粘液分泌型ポリープ　80
粘膜下腫瘍　197, 198, 200, 213
　──の形態　90, 177
　──の形態をとる疾患　44
　──様　78, 90, 148, 163,
　　200, 201, 203, 205, 207

　──様隆起　157
粘膜下層浸潤　165
粘膜内癌　32, 135, 136
粘膜の正常構造　59

の

脳回状　39

は

白暈　95
白色化　112, 123, 124, 126,
　158, 181
　絨毛の──　21, 36, 40, 43,
　　58, 110, 120, 129, 138,
　　190
　粘液形質と──　40
白色顆粒状病変　62
白色顆粒状隆起　184
白色小石状所見　74
白色絨毛　21, 74, 108
白色調　30, 166, 169
　──粘膜所見　111
白色不透明物質　→WOS をみよ
白色変化　21
白色扁平隆起性病変　128
はちまきひだ　18
白血球破砕性血管炎　103
発生部位と粘液形質　39

ひ

引き抜き法　22
非上皮性腫瘍の鑑別診断　63
非乳頭部の内視鏡診断　36
非ホジキンリンパ腫　191
びまん性大細胞型 B 細胞リンパ腫
　192
びまん性の変化　47
病変径　30
病変の境界　133
表面の結節　153
表面構造の形状不均一，方向性不

同　180
非露出腫瘤型　170, 173
頻度と形態　45

ふ

部位別の上皮性腫瘍病変数　30
浮腫　108
糞線虫過剰感染症候群　108
糞線虫症　108, 110

へ

平坦型　19
平坦な病変　48
壁外性圧排　206

ほ

発赤調　30, 144, 151, 162, 178
　──粘膜　145
　──の病変　143
　強い──　141

ま

マントル細胞リンパ腫　186, 187
松かさ状　39, 112, 148
松かさ様所見　152

み

見下ろし法　22
溝状　39

も

門脈圧亢進症　98, 100

ゆ

有茎性　150

よ

葉状　38，39

ら

ランブル鞭毛虫症　106

り

リンパ管拡張　74，109
リンパ管腫　50，90
リンパ小節　76
リンパ節転移　154
リンパ濾胞過形成　76，107
隆起性病変　46，126，160
留置スネア　135
輪状ひだ　18

ろ

露出腫瘤型　170，172
濾胞性リンパ腫　76，109，184，
　187

欧　文

A

adenoma-carcinoma sequence
　166
Adipophilin 染色　21，36，59
angiodysplasia　94
angioectasia　94

B

Brunner 腺　58，80，149
　——囊胞　90
　——由来の十二指腸癌　157
Brunner 腺過形成　78，86，131，
　145，162
Brunner 腺腫　78

　——由来の SM 癌　151
Burkitt リンパ腫　190

C

cancer in adenoma　135
carcinoid　54，205
carcinoma in inverted cystic
　tubulovillous adenoma
　involving Brunner's gland of
　duodenum　148
CD34　199
celiac 病　63，65，66，104
c-kit　196，199
colon like pattern　39，41
convoluted pattern　39
CT　212，213

D

demarcation line（DL）　133
diffuse large B-cell lymphoma
　（DLBCL）　192
DOG1（discovered on GIST1）
　199

E

endoscopic mucosal resection
　（EMR）　201，212
endoscopic sphincterotomy
　（EST）　166，170
　——後の生検　173
enteropathy-associated T-cell
　lymphoma　63
ERCP カニュレーション　19
EUS　32，83，134，146，155，
　160，161，169，170，173，
　179，199，200，201，202，
　209，212，213
　——で腫瘍内部に cystic lesion
　174
EUS-FNA　173，199，200，203
EVL　100

F

F 因子　100
Forrest 分類　88

G

gangliocytic paraganglioma
　174，176
ganglioneuroma　174
gastrointestinal stromal tumor
　（GIST）　54，196，198
　——の modified Fletcher 分類
　55
Giardia lamblia　106
graft-versus-host disease
　（GVHD）　84

H

Helicobacter pylori（*H. pylori*）
　十二指腸炎　64，65
HMB-45（抗メラノソーム抗体）
　211
HTLV-1　108

I

IgA 血管炎　102
interventional radiology　100
intraductal ultrasonography
　（IDUS）　170
irregular pine-cone pattern　152

K

Kerckring ひだ　12
Kerckring ひだの不明瞭化　104

L

leaf pattern　39

M

MALT リンパ腫　188，189
marginal type　146
marginal villous epithelium
　（MVE）　15
Melan A　211
milk-white mucosa　21，30，
　36，128，146
mixed type　147
monomorphic epitheliotropic
　intestinal T-cell lymphoma
　63
mosaic pattern mucosa　105
multiple lymphomatous polyposis
　（MLP）　186
　——様　185

N

Narrow Band Imaging（NBI）
169，170
　——強拡大観察所見　137
　——併用拡大観察　204
　——併用拡大内視鏡診断　31
neuroendocrine tumor（NET）
　23，54，201，203
　—— G1　200，202
　—— G2　33，204
　——の好発部位　205
　十二指腸——の TNM 分類　55
non-lifting sign　35

P

PAS 染色強陽性　110
Peutz-Jeghers polyp 由来粘膜内
　癌　132
Peutz-Jeghers 型ポリープ　37，
　214
pine cone pattern　39，41，112

R

reticular / sulciolar pattern　39

S

S-100 蛋白抗体　211
scalloping　104

V

vascular malformation　94
visible submucosa vessel on a
　background of fold loss　105

W

Whipple 病　109，110
white opaque substance（WOS）
　21，31，38，119，120，126，
　145，146

十二指腸内視鏡 ATLAS
観察法／拡大内視鏡／鑑別診断

2017 年 10 月 12 日　第 1 版 1 刷発行

編　　集　藤城　光弘, 山本　頼正, 遠藤　昌樹,
　　　　　角嶋　直美, 牛久　哲男
発 行 者　増永　和也
発 行 所　株式会社 日本メディカルセンター
　　　　　東京都千代田区神田神保町 1-64（神保町協和ビル）
　　　　　〒 101-0051　TEL 03（3291）3901（代）
印 刷 所　株式会社アイワード

ISBN 978-4-88875-299-2
©2017　乱丁・落丁は，お取り替えいたします.

本書に掲載された著作物の複製・転載およびデータベースへの取り込みに関する許諾権は
日本メディカルセンターが保有しています.

JCOPY ＜出版者著作権管理機構委託出版物＞
本書のコピーやスキャン等による無断複製は著作権法上での例外を除き禁じられています. 複製さ
れる場合は, そのつど事前に, 出版者著作権管理機構（電話 03-3513-6969, FAX 03-3513-6979,
e-mail : info@jcopy.or.jp）の許諾を得てください.